l'encyclo

de la

vie sexuelle

10 - 13 ANS

Auteurs :

Docteur Jacqueline Kahn-Nathan (Gynécologue)
Ancien Chef de clinique gynécologique à la Faculté de Médecine de Paris

Docteur Jean Cohen (Gynécologue-accoucheur)
Ancien Chef de clinique gynécologique et obstétricale à la Faculté de Médecine de Paris

Docteur Christiane Verdoux (Gynécologue)
Ancien interne des Hôpitaux de Paris

Illustrateurs :

Christel Desmoinaux
Ray Bret Koch (dessins anatomiques)

Directeur : Sarah Kœgler-Jacquet
Éditeurs : Sandra Berthe - Sylvie Michel
Maquette intérieure : Delphine d'Inguimbert
Fabrication : Rémy Chauvière

Remerciements à Chantal Maury.

Sommaire

De l'adolescent à l'adulte

La relation sexuelle

La formation du bébé

La vie de bébé

De l'adolescent à l'adulte

L'adolescence

? **Pourquoi parle-t-on d'âge ingrat ?**

Parce que la petite fille, comme le garçon d'ailleurs, est parfois moins jolie et qu'elle a du mal à s'adapter à cette nouvelle apparence. La croissance ne se fait pas de façon régulière pour toutes les parties du corps de l'adolescent, entraînant un certain manque d'harmonie, momentanément. La peau peut devenir plus grasse, l'adolescent a souvent des boutons, des points noirs sur le visage… Cela ne dure pas toute la vie. Et puis, il y a des médicaments qui guérissent ces boutons chez les garçons comme chez les filles.

Du garçon à l'homme

? **La puberté, pour les garçons, c'est quoi ?**

Une ombre de moustache et quelques poils sur le menton apparaissent. À cette période, le garçon se sent fier, mais aussi un peu inquiet car il se passe des phénomènes très importants dans son corps, pour que se forment dans ses testicules des spermatozoïdes. Le garçon commence ainsi à devenir un homme. Il fabrique un peu d'hormones mâles. Bientôt, il en fabriquera beaucoup plus ! C'est ce qui provoque ces transformations.

À 10-13 ans, on est trop jeune pour avoir un enfant. Les garçons ne fabriquent pas encore de spermatozoïdes. C'est seulement quelques mois, ou un an plus tard, que commencera l'époque de la puberté, le passage entre l'enfance et l'adolescence. C'est une période parfois difficile. On se sent un peu étrange.

Le garçon grandit beaucoup plus vite. Sa voix devient grave, presque autant que celle d'un adulte. Les poils poussent autour de son pénis qui grossit, de même que ses testicules, contenus dans un petit sac : le scrotum.

vessie
vésicule séminale
prostate
canal déférent
verge
épididyme
urètre
testicule
gland
prépuce

Comment se forment les spermatozoïdes ?

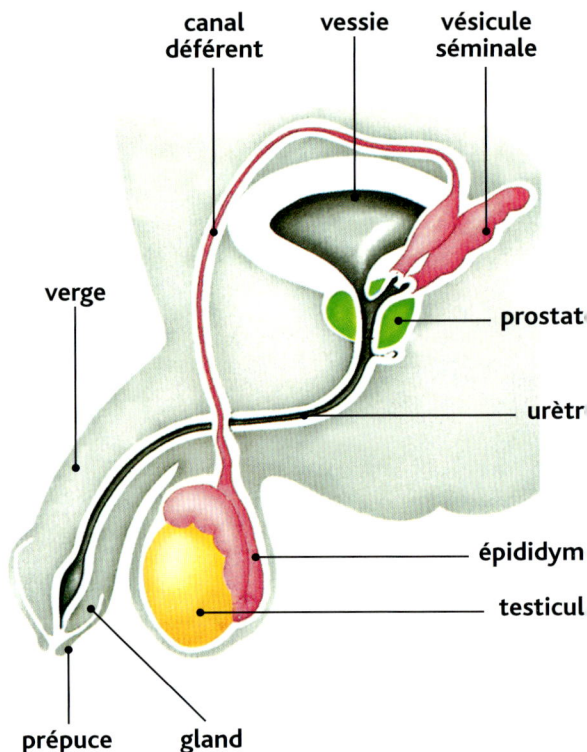

Les testicules sont constitués de petits tubes collés les uns aux autres, qui se rejoignent dans un canal plus large où des cellules se forment sans arrêt. Le spermatozoïde est une cellule minuscule, avec une tête et une longue queue très fine, qui ondule et lui permet de se déplacer dans le canal. Cela ressemble un peu à un têtard. Les spermatozoïdes s'accumulent d'abord dans un petit organe qui coiffe chaque testicule, l'épididyme. Ils cherchent la sortie et vont avoir un très long et très lent chemin à parcourir : deux mois environ. Ils gagnent le canal déférent qui pénètre à l'intérieur du ventre. Ils arrivent ensuite dans les vésicules séminales, ces petits sacs derrière la vessie. Là, les sécrétions des vésicules séminales se mélangent aux sécrétions de la prostate, qui leur apportent des éléments nutritifs. Ce mélange est le sperme.

Les spermatozoïdes vont de l'épididyme aux vésicules séminales par les deux canaux déférents. Ils se groupent là, non pour se reposer mais pour être, en quelque sorte, stockés. Puis ils reprennent leur longue route en traversant la prostate.

La prostate est un organe qui peut devenir malade. Il arrive en effet, surtout chez les hommes âgés, qu'elle grossisse au point d'empêcher de faire pipi.

Il faut alors l'enlever, comme on enlève l'appendice en cas d'appendicite.

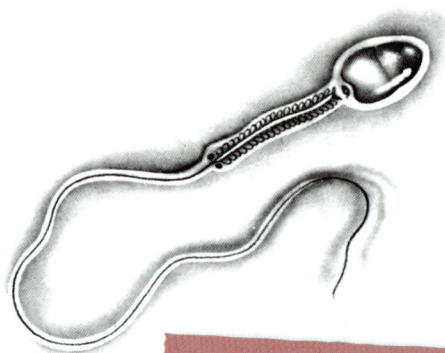

Un spermatozoïde, fortement grossi, tel qu'on peut le voir au microscope.

Par où sortent les spermatozoïdes ?

Les spermatozoïdes finissent leur voyage dans le canal qui traverse tout le pénis : l'urètre, qui s'ouvre au bout sur le gland. C'est la sortie !

Les garçons font aussi pipi par là ! Lorsque la vessie est remplie d'urine, elle s'écoule par l'urètre. Cela peut paraître bizarre, mais les spermatozoïdes emprunteront le même chemin… À une condition : que le pénis soit en érection, c'est-à-dire comme sur le dessin ci-dessous, gonflé et dressé. C'est un afflux de sang qui gonfle le pénis et provoque l'érection. Au moment de l'érection, le gland sort hors du repli de peau qui le recouvre, le prépuce.

Chez certains garçons, le prépuce est trop serré. On le coupe alors. Cette petite opération s'appelle la circoncision. Dans les religions juive et musulmane, c'est une coutume et un rite religieux, même si le prépuce ne gêne pas.

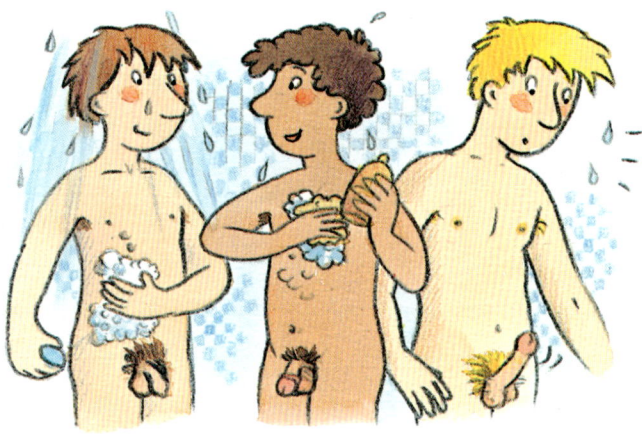

Comment sortent les spermatozoïdes ?

Les spermatozoïdes sont dans le sperme. Celui-ci sort brusquement en jets saccadés lors de l'éjaculation. Un spermatozoïde peut alors rencontrer un ovocyte dans le corps de la femme, et donner vie à un enfant.

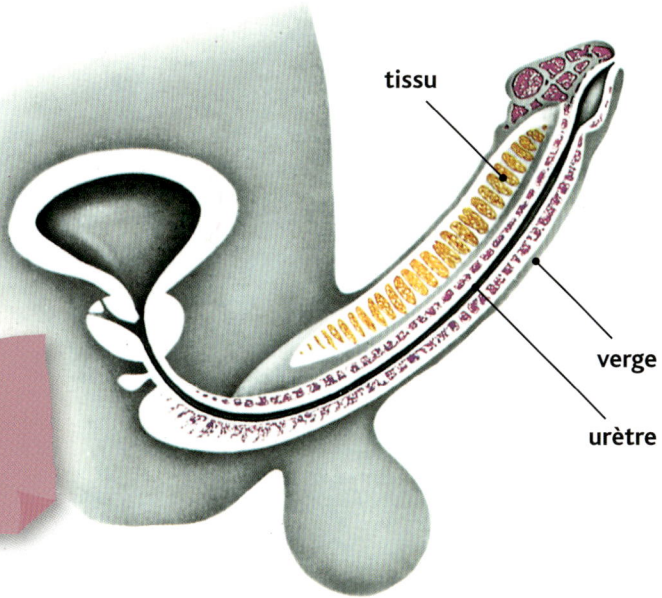

tissu

verge

urètre

La verge en érection est gonflée par l'afflux de sang dans les tissus qui la constituent.

De la fille à la femme

La puberté pour les filles, c'est quoi ?

Contrairement aux garçons, les filles ont leurs organes sexuels cachés dans le ventre. Entre les os des hanches, dans le bassin, se trouvent deux boules qui ont la même forme que les testicules : les ovaires. À la place du pénis, les filles ont un canal, le vagin, qui s'ouvre à l'extérieur par la vulve.

La puberté se produit plus tôt chez les filles que chez les garçons. Les seins poussent vers l'âge de 12 ans. Mais le grand changement intervient d'abord à l'intérieur. Les ovaires commencent à fabriquer des hormones. L'une d'elles – l'œstrogène – agit sur les glandes mammaires. C'est la raison pour laquelle les seins poussent…

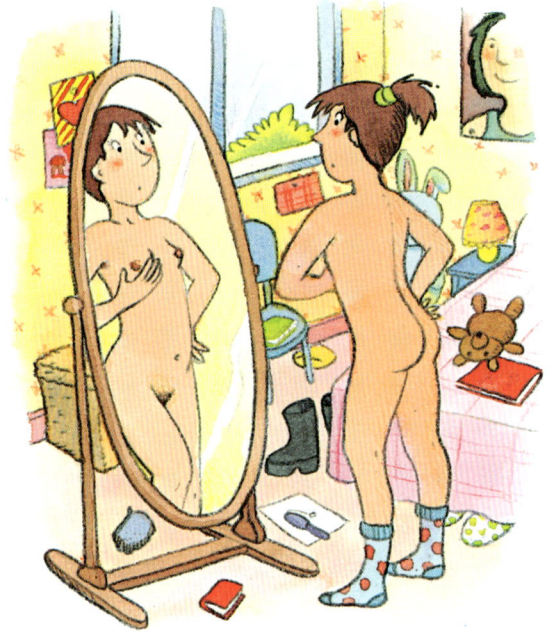

Quant aux deux petits mamelons que les filles ont sur la poitrine, ils deviennent plus larges, plus bruns, plus proéminents et aussi plus sensibles ! Des poils poussent sous les bras et autour de la vulve, des poils tout frisés et de plus en plus épais. Puis les règles apparaissent…

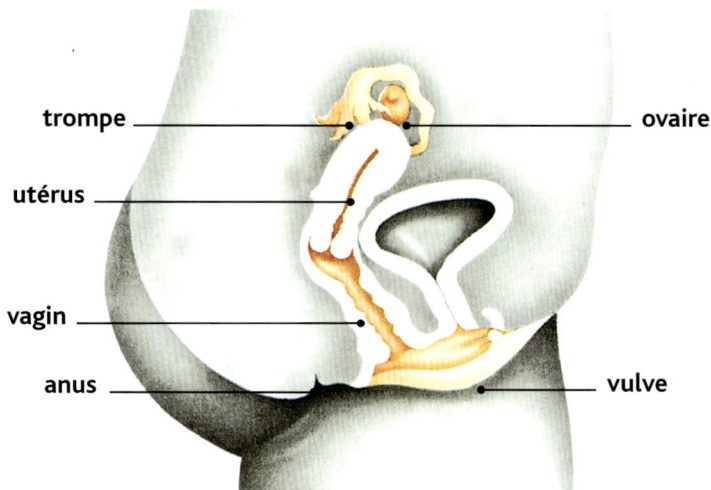

trompe — ovaire

utérus

vagin

anus — vulve

C'est quoi les règles ?

Les règles sont un écoulement de sang qui se produit chaque mois, à partir de la puberté et jusqu'à environ 50 ans.

Le sang coule par le vagin, tout doucement et en petite quantité. Les femmes portent une protection en coton ou un tampon pour ne pas tacher leurs vêtements. Les règles durent entre trois et cinq jours, et cela peut faire mal au ventre…

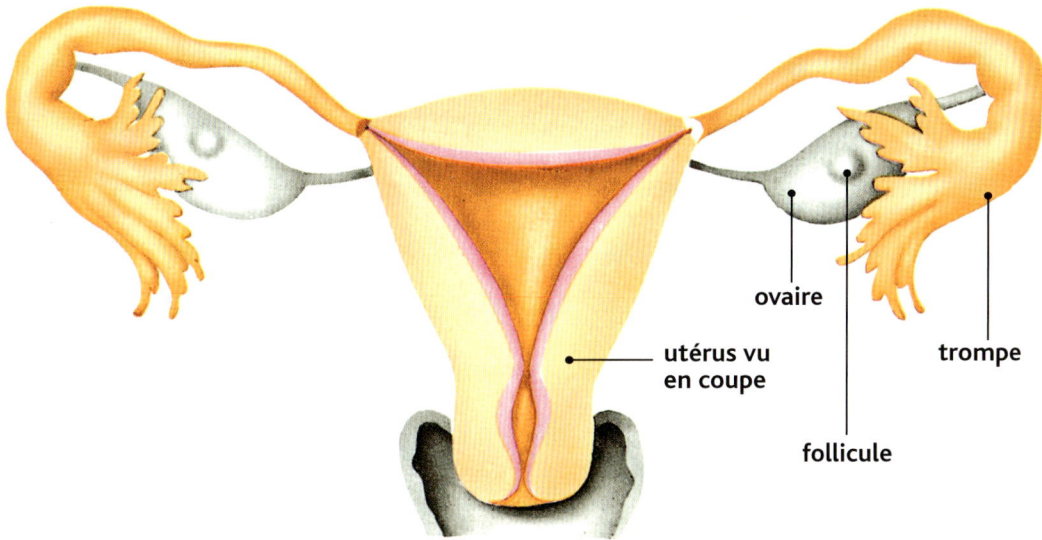

ovaire

utérus vu en coupe

trompe

follicule

Tous les mois se forme à la surface de l'ovaire un petit renflement : le follicule, sécrétant une hormone, l'œstrogène, dont dépend la croissance de la muqueuse qui tapisse l'utérus. Lorsque le follicule est mûr, il se rompt en laissant échapper la cellule sexuelle, ou ovocyte. Celle-ci, ainsi libérée, descend dans l'intérieur de la trompe à la rencontre d'un spermatozoïde. Le follicule rompu se transforme en corps jaune, petite masse graisseuse qui sécrète une hormone, la progestérone, préparant la muqueuse à la nidation de l'œuf. S'il n'y a pas eu fécondation, au plus tard 13 jours après sa formation, le corps jaune dégénère, entraînant la destruction de la muqueuse qui s'élimine sous la forme des règles. Un nouveau cycle recommence.

trompe

ovocyte

corps jaune

Normalement, le spermatozoïde et l'ovocyte se rencontrent et forment un œuf, qui ira vivre dans l'utérus. Mais si aucun spermatozoïde ne parvient à rencontrer l'ovocyte, il se dissout rapidement dans l'utérus. Alors, comme ce dernier n'a pas besoin de servir de « nid », sa muqueuse se détache. Et ce sont les débris de la muqueuse, mélangés à un peu de sang, qui sortent du corps par le vagin. Ce sont les règles.

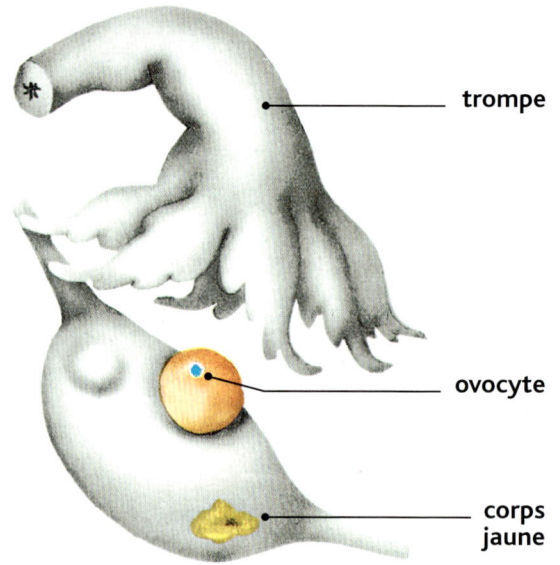

Avoir ses règles signifie surtout que l'on peut avoir un bébé ! Donc, une femme qui va avoir un bébé n'a plus ses règles, puisque le spermatozoïde a rencontré l'ovocyte. C'est donc avec l'apparition des règles qu'une petite fille devient une femme.

C'est quoi l'ovulation ?

À la surface de l'ovaire, il y a une boursouflure qui s'appelle le follicule, gros comme le noyau d'une cerise griotte… Il contient un liquide. Chaque mois, un nouveau follicule se met à grossir et finit par éclater. Le liquide s'écoule alors, laissant échapper une grosse cellule, nommée ovocyte.

Le moment où cette cellule est libérée s'appelle l'ovulation.

L'ovocyte suit ensuite un trajet très précis. Il traverse la trompe, un canal permettant l'accès à une grosse poche : l'utérus. C'est là que se formera et se développera le bébé. L'intérieur en est très moelleux, car le follicule, après avoir laissé sortir l'ovocyte, fabrique une hormone : la progestérone. Grâce à celle-ci, l'utérus est tapissé d'une muqueuse qui en fait un nid très, très confortable. La muqueuse est comparable à de la « moquette ». Cette peau est très mince, extrêmement douce !

Nous avons aussi une muqueuse qui tapisse l'intérieur de la bouche. On peut la sentir avec la langue.

Enfin, la femme naît avec son stock d'ovocytes (il y en a environ 500 000), mais elle n'en laisse mûrir qu'un seul chaque mois.

Ainsi, non seulement la femme, comme l'homme, apporte la moitié du futur bébé, mais elle le portera en elle jusqu'à ce que l'embryon soit devenu un bébé.

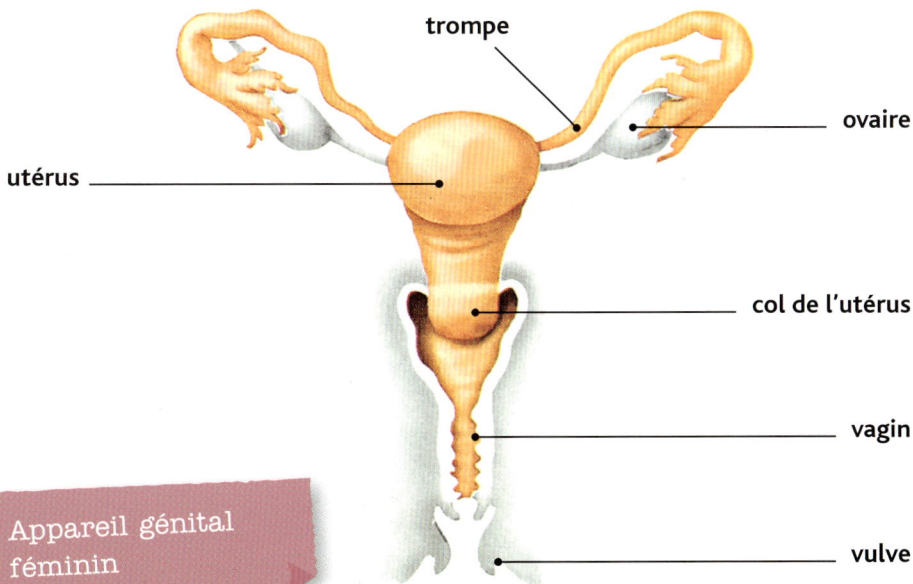

trompe

ovaire

utérus

col de l'utérus

vagin

vulve

- Appareil génital
- féminin

La relation sexuelle

Un peu d'anatomie

? À quoi servent les testicules et les ovaires ?

Ces glandes fabriquent des hormones. Ce sont des produits chimiques qui circulent dans le sang et envoient des messages codés à certains organes du corps. Nos glandes sexuelles fabriquent des hormones, mais aussi les cellules sexuelles.

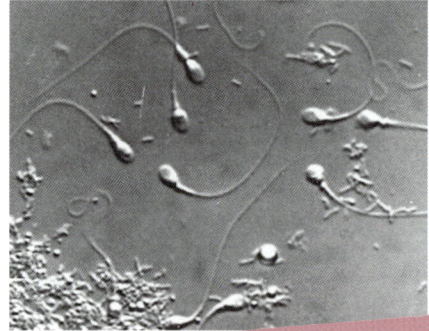

Spermatozoïdes vus au microscope.

Les cellules sexuelles, qu'est-ce que c'est au juste ?

Une cellule est le plus petit élément vivant que l'on connaisse. Tout ce qui vit, être humain, animal, plante, se compose d'un assemblage de cellules.

Sur l'image ci-contre, voici une amibe comme on peut la voir au microscope. Elle fait partie des cellules qui constituent le corps des êtres vivants les plus complexes.

Certains êtres ne se composent que d'une seule cellule et sont autonomes comme l'amibe, d'autres sont formés d'une multitude de cellules qui ont des rôles différents.

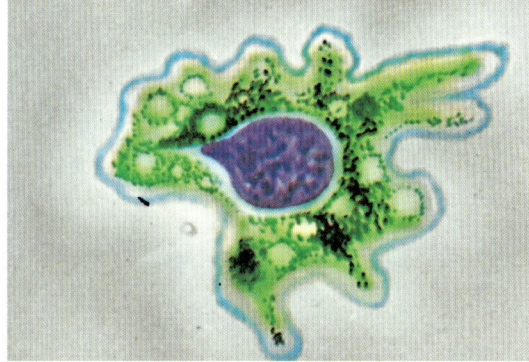

Certaines des cellules du corps sécrètent dans l'estomac un liquide qui lui permet de digérer. D'autres se prolongent par des fils très fins : ce sont les nerfs.

D'autres encore se promènent dans le sang, comme les globules…

Certaines cellules, les cellules sexuelles, sont chargées d'une tâche précise : la reproduction de l'espèce.

Un homme et une femme se reproduisent en faisant des enfants.

L'amibe est une cellule simple, pourvue d'un noyau en son centre.

À quoi sert l'hypophyse ?

L'hypophyse, petite glande située à la base du cerveau, envoie ses ordres aux ovaires par l'intermédiaire des hormones hypophysaires.

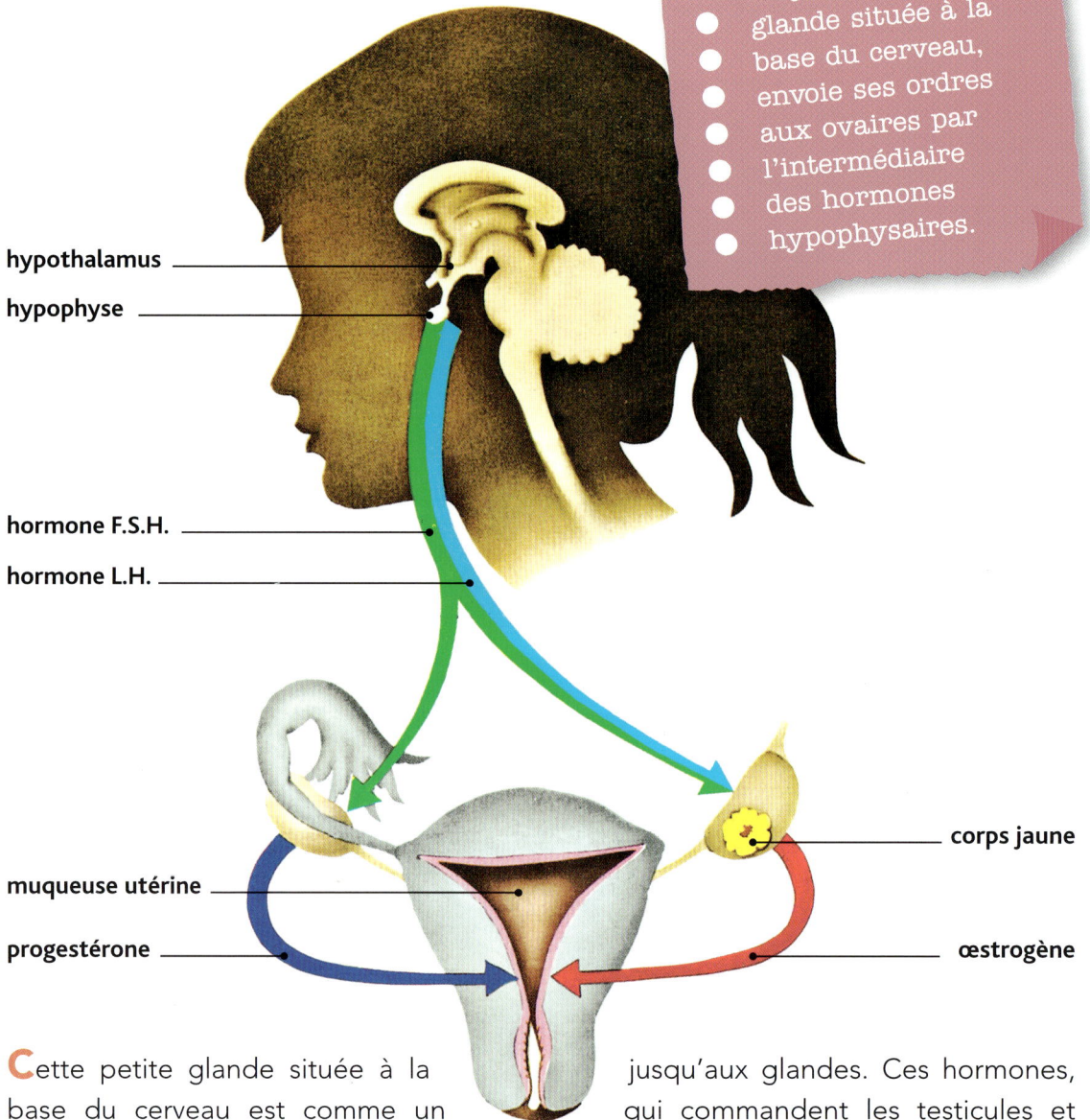

hypothalamus

hypophyse

hormone F.S.H.

hormone L.H.

corps jaune

muqueuse utérine

progestérone

œstrogène

Cette petite glande située à la base du cerveau est comme un chef qui envoie des ordres à ses subordonnés, c'est-à-dire aux autres glandes comme, par exemple, le testicule, l'ovaire ou bien la thyroïde.

L'ordre est transmis par une hormone qui est déversée dans le sang et qui est conduite par la circulation sanguine jusqu'aux glandes. Ces hormones, qui commandent les testicules et les ovaires, sont les mêmes : elles font fabriquer les spermatozoïdes et les ovocytes.

Les testicules fabriquent donc les cellules mâles, ou spermatozoïdes.

Les ovaires fabriquent les cellules sexuelles femelles, ou ovocytes.

Comment le spermatozoïde rencontre-t-il l'ovocyte ?

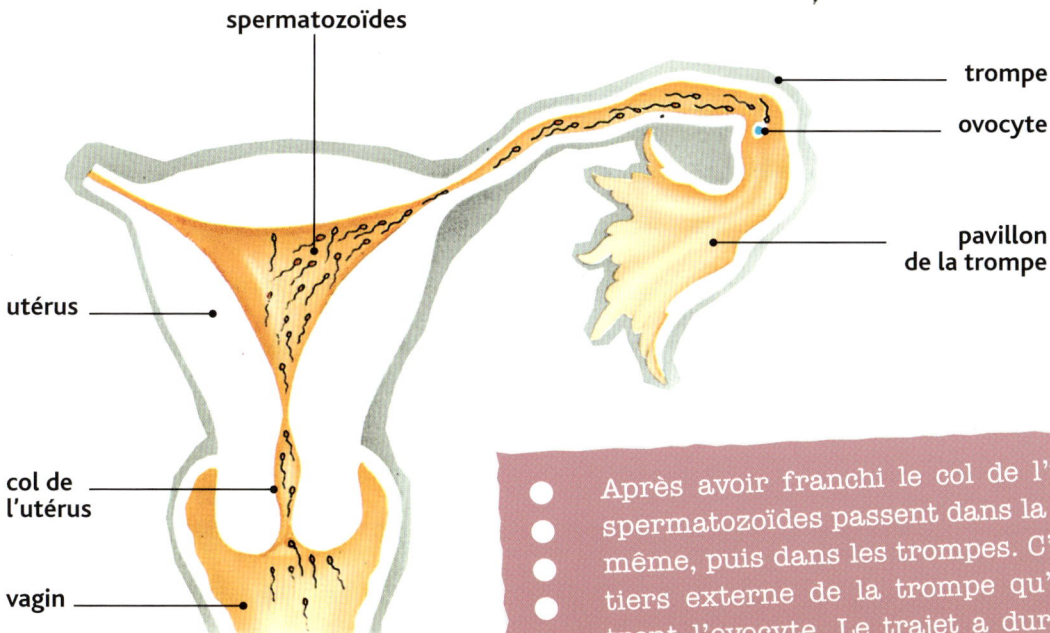

Voyons déjà où ils se rencontrent.

Les deux tuyaux qui relient l'utérus aux ovaires sont les trompes.

Lorsque l'ovocyte a quitté l'ovaire, il va voyager dans la trompe où il flotte dans un peu de liquide. Il s'y déplace très doucement, contrairement aux spermatozoïdes qui, eux, bougent très vite grâce à leur longue petite queue !

Les spermatozoïdes, déposés dans le vagin lors du rapport sexuel, pénètrent dans l'utérus par cette ouverture en bas, appelée col de l'utérus. La plupart se précipitent à l'intérieur, mais ensuite, beaucoup se fatigueront et seront dissous. Quelques-uns seulement atteindront les trompes, où seul un spermatozoïde rencontrera l'ovocyte qui flotte, tranquille !

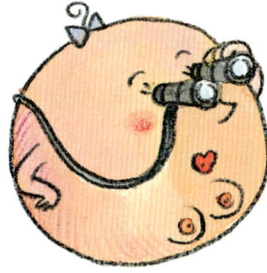

spermatozoïdes

trompe

ovocyte

pavillon de la trompe

utérus

col de l'utérus

vagin

Après avoir franchi le col de l'utérus, les spermatozoïdes passent dans la cavité elle-même, puis dans les trompes. C'est dans le tiers externe de la trompe qu'ils rencontrent l'ovocyte. Le trajet a duré 6 heures environ.

Faire un enfant

? Fille ou garçon ?

Lorsqu'un spermatozoïde rencontre un ovocyte, ils s'unissent pour devenir un œuf. En se développant, cet œuf deviendra un bébé.

Pour bien comprendre, il faut regarder l'intérieur des cellules plus en détail : dans le noyau se trouvent des bâtonnets.

Ce sont des chromosomes. Il y en a quarante-six dans chaque cellule du corps, sauf dans les cellules sexuelles.

Le spermatozoïde et l'ovocyte n'en contiennent que vingt-trois. Ainsi, l'œuf sera composé de deux fois vingt-trois chromosomes, c'est-à-dire : quarante-six…

Certains spermatozoïdes sont porteurs de chromosomes qui ont la forme d'un X, et d'autres qui ont la forme d'un Y. L'homme a des chromosomes X ou Y ; la femme, uniquement des chromosomes X. Si le spermatozoïde qui rencontre l'ovule est X, ce sera une fille. S'il est Y, ce sera un garçon. Chacun de nous est le résultat d'un mélange de quarante-six chromosomes.

Les cellules de l'ovaire (à gauche) donnent naissance aux ovocytes qui contiennent tous un chromosome X.
Les cellules du testicule (à droite) donnent naissance aux spermatozoïdes. La moitié d'entre eux ont un chromosome X, l'autre moitié un chromosome Y.

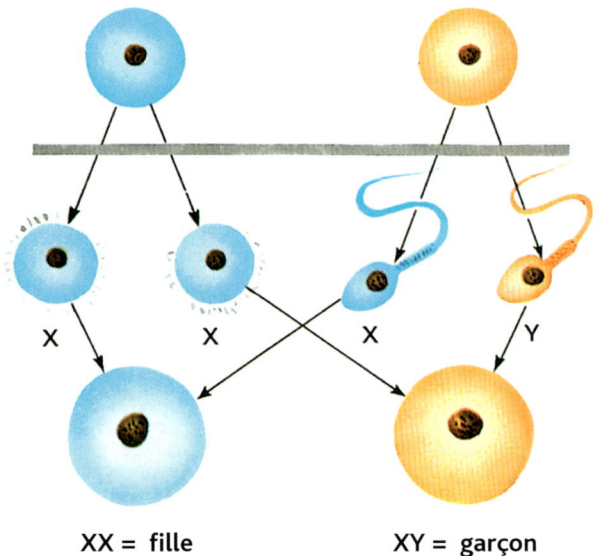

X   X   X   Y

XX = fille   XY = garçon

- Si un ovocyte X et un spermatozoïde X se rencontrent, ce sera une fille.
- Si un ovocyte X et un spermatozoïde Y se rencontrent, ce sera un garçon.

Sommes-nous tous uniques ?

Les chromosomes déterminent non seulement le sexe mais aussi la couleur des yeux, la taille et même le caractère ! La mécanique humaine est très précise, mais il y a toujours la surprise. C'est pourquoi aucun être humain n'est le calque d'un autre.

La fécondation de l'ovocyte

I. L'ovocyte est une grosse cellule ronde dont le noyau contient 23 chromosomes. Un seul des spermatozoïdes qui l'environnent parvient à pénétrer dans l'ovule après avoir perdu sa longue queue.

II. La tête du spermatozoïde gonfle. Elle contient elle aussi 23 chromosomes.

III. Les chromosomes du spermatozoïde et de l'ovocyte se mélangent. Il y en a maintenant 46.

IV. L'ovocyte fécondé se nomme désormais œuf. Il commence à se diviser : la cellule se rétrécit par le milieu et s'étrangle.

V. La cellule initiale donne naissance à deux cellules nouvelles dont les noyaux contiennent chacun 46 chromosomes.

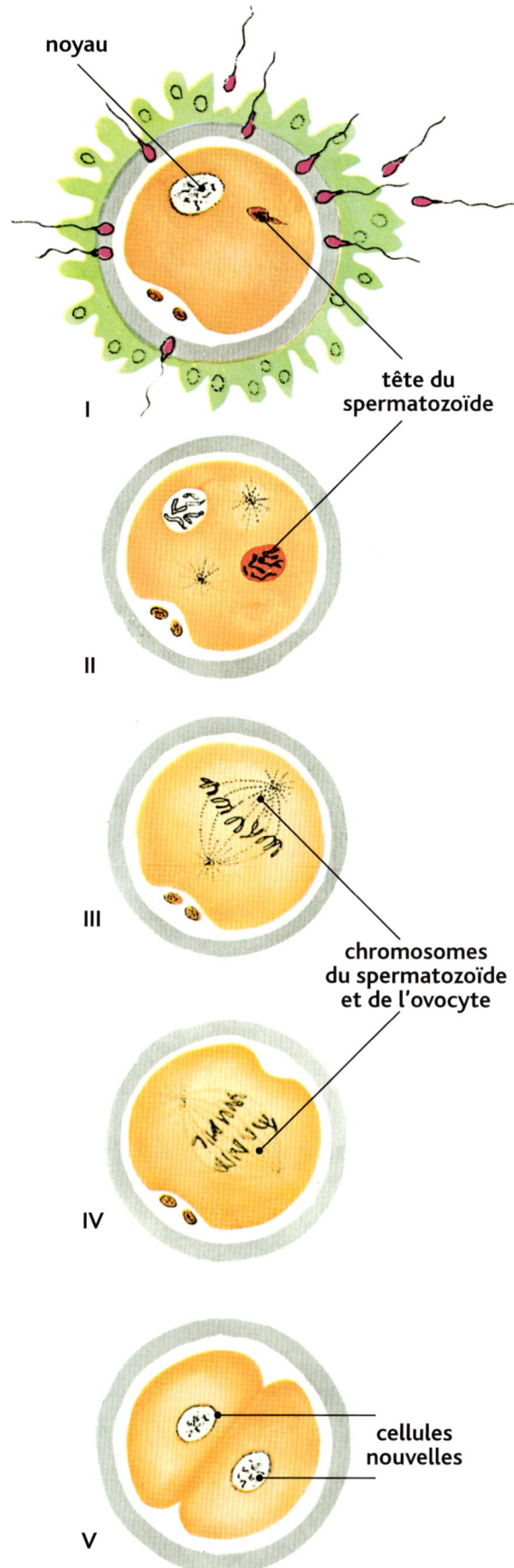

noyau

tête du spermatozoïde

I

II

chromosomes du spermatozoïde et de l'ovocyte

III

IV

cellules nouvelles

V

Comment ça marche le désir ?

Le désir chez les êtres humains est une chose très compliquée. Il suppose que l'homme et la femme aiment parler ensemble, se promener, découvrir et partager des sentiments, des sensations… bref, éprouver l'un pour l'autre de l'attirance.

Physiquement, lorsque la femme ressent du désir, c'est un peu comme si elle fondait. Un liquide se forme dans son vagin, tout au fond d'elle. L'homme, quant à lui, sent son sexe se durcir et se dresser. Enfin, il y a le plaisir de faire l'amour ensemble qui se termine par un moment de jouissance merveilleux qu'on appelle orgasme.

Mais le plaisir n'est pas toujours au rendez-vous, et cela n'a rien d'anormal. Bien souvent aussi, la « première fois » est plutôt décevante…

C'est quoi
«faire l'amour»?

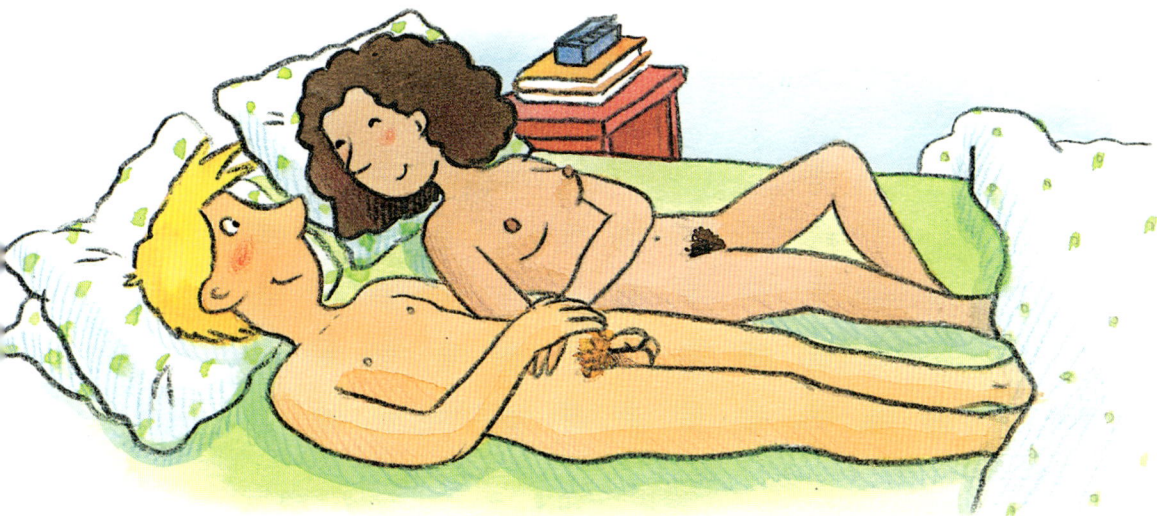

Les gens qui s'aiment adorent faire l'amour ensemble. C'est une chose très naturelle.

Ils se déshabillent, s'embrassent, se caressent, se serrent l'un contre l'autre. Certaines zones du corps sont très sensibles aux caresses, comme le gland du pénis chez l'homme, ou le clitoris chez la femme, situé juste au-dessus de l'orifice par où l'urine s'écoule.

Il arrive un moment où l'homme et la femme ont envie de se mêler plus intimement, afin d'avoir encore plus de plaisir. L'homme introduit alors sa verge dans le vagin de la femme et bouge régulièrement en elle, accordant ses mouvements avec les siens.

À ce moment-là, le pénis de l'homme est très dur, on dit qu'il est en érection. On dit aussi qu'il bande. Et au bout d'un moment, le plaisir est si intense que l'homme éjacule, c'est-à-dire que le sperme, qui contient les spermatozoïdes, sort en jets puissants de son pénis et pénètre dans le vagin de la femme.

Ce moment s'appelle l'orgasme, sensation de plaisir qui part des organes génitaux pour irradier tout le corps. L'homme et la femme peuvent éprouver du plaisir au même moment, ou non. Lorsque l'homme a éjaculé, son sexe reprend son aspect et sa taille habituels. Le garçon, qui n'a pas encore fait sa puberté, peut avoir des érections, mais sans réelle éjaculation.

Ne pas faire d'enfant

À chaque fois qu'on fait l'amour, on peut avoir un enfant ?

Non, pas à chaque fois, puisque la femme ne fabrique qu'un ovocyte par mois et qu'il ne vit que deux jours.
Aujourd'hui la contraception permet d'avoir un enfant uniquement lorsqu'on le désire.

Pilule ou préservatif ?

La femme peut prendre la pilule. C'est un contraceptif qui empêche l'ovulation de se produire. De cette manière, elle peut avoir des rapports sexuels sans avoir d'enfant.
En revanche, si elle désire avoir un enfant, il lui suffit d'arrêter de prendre la pilule et, au bout d'un certain temps, elle pourra très normalement se trouver enceinte.
L'homme aussi prend des précautions. Il peut mettre un préservatif sur son pénis. C'est un étui de caoutchouc très fin qui empêche le passage du sperme dans le vagin. Mais heureusement, il n'empêche nullement le plaisir.

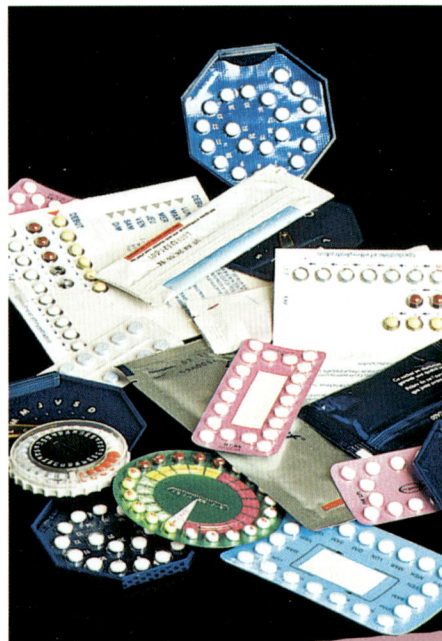

La pilule supprime l'ovulation. C'est la seule méthode anticonceptionnelle à présenter une efficacité absolue.

Le préservatif recouvre le pénis comme une sorte de gant sur un doigt.

Est-ce qu'il existe d'autres moyens de contraception ?

Il y a la méthode Ogino (du nom de son inventeur japonais), basée sur le calcul du jour de l'ovulation, et sur le calcul des températures : la femme prend réguliè-rement sa température (qui varie pen-dant le cycle), et ainsi calcule les jours où elle peut faire l'amour sans risque. Mais cette méthode est peu fiable : on rencontre souvent des «bébés Ogino», c'est-à-dire des bébés surprises !

Il y a encore deux autres méthodes contraceptives. On peut essayer d'empêcher les spermatozoïdes d'atteindre le col de l'utérus en plaçant avant chaque rapport dans le vagin un diaphragme en caout-chouc recouvert d'une crème spermicide.

Mais cette méthode est nettement moins efficace que la pilule ou le stérilet. Le stérilet est un petit appareil le plus souvent en plastique que le médecin introduit dans l'utérus. Il n'y a plus alors aucune place pour que l'œuf puisse se développer. On peut l'enlever lorsque l'on désire avoir un enfant.

Malgré ces différents moyens de contra-ception, il arrive qu'une femme se trouve enceinte sans le faire exprès, par négli-gence. Mais ce futur enfant est le plus souvent bienvenu…

Hélas, chez les gens pauvres et démunis, la naissance de nom-breux enfants pose de ter-ribles problèmes, pour les nourrir et les élever ! C'est le cas dans les pays du tiers-monde où il y a trop d'enfants, et pas assez à manger.

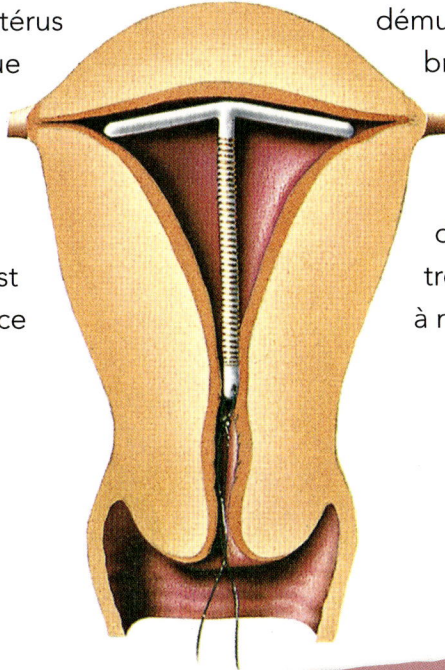

Le stérilet est un appareil anticonceptionnel en matière plastique. Le médecin le place dans la matrice, là où se développerait le bébé s'il y avait grossesse. Il assure une sécurité très appréciable.

La surnatalité, c'est grave ?

La surnatalité est un très grave problème qui conduit certains peuples sans ressources à la famine et à la misère. Au début, on a conseillé et encouragé la pose du stérilet chez les femmes. Mais aujourd'hui, on pratique la stérilisation des femmes et des hommes, en Inde, en Chine…

ligature de la trompe

trompe   ovaire

utérus

> La stérilisation, petite opération pratiquée soit chez la femme, soit chez l'homme, empêche définitivement le couple d'avoir des enfants.
> Chez la femme (ci-dessus), on fait une ligature des trompes, chez l'homme (ci-dessous), une ligature des canaux déférents.

La stérilisation est une opération : aux femmes, on ligature les trompes. De cette façon, les spermatozoïdes ne peuvent atteindre ni les trompes, ni l'ovocyte !

Aux hommes, on ligature les canaux déférents. L'éjaculation se produit comme avant, mais le sperme ne contient plus de spermatozoïdes.

C'est une opération « pour toujours ». Les hommes et les femmes qui acceptent d'être stérilisés ont décidé de ne plus jamais avoir d'enfant.

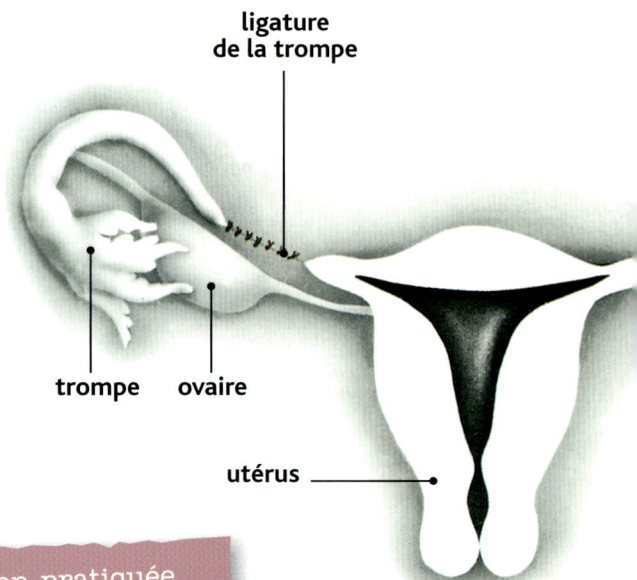

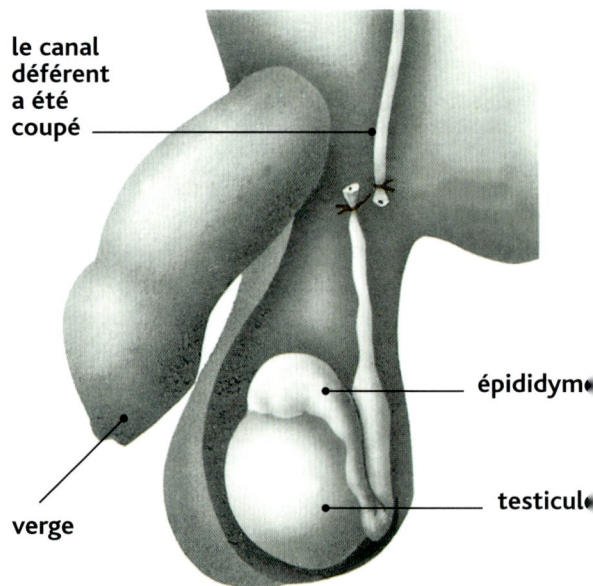

le canal déférent a été coupé

épididyme

testicule

verge

Maladies sexuellement transmissibles

Qu'est-ce que le sida ?

Le sida est une maladie transmissible par un virus de la famille des rétrovirus qui attaquent les globules blancs, les rendant impropres à la défense de l'organisme contre les maladies infectieuses. D'où son nom de syndrome d'immuno déficience acquise (SIDA).

Il se transmet soit par voie sanguine – transfusion, injection, intraveineuse de drogues, ou encore de la mère à l'enfant, soit par voie sexuelle – par le sperme ou les sécrétions vaginales.

Attrape-t-on d'autres maladies par transfusion ?

Oui, les hépatites B et C peuvent être transmises par une transfusion de sang contaminé. Mais depuis quelques années, ce risque a été réduit pour les affections que l'on peut détecter par diagnostic sanguin, ce qui permet de rejeter le sang contaminé.

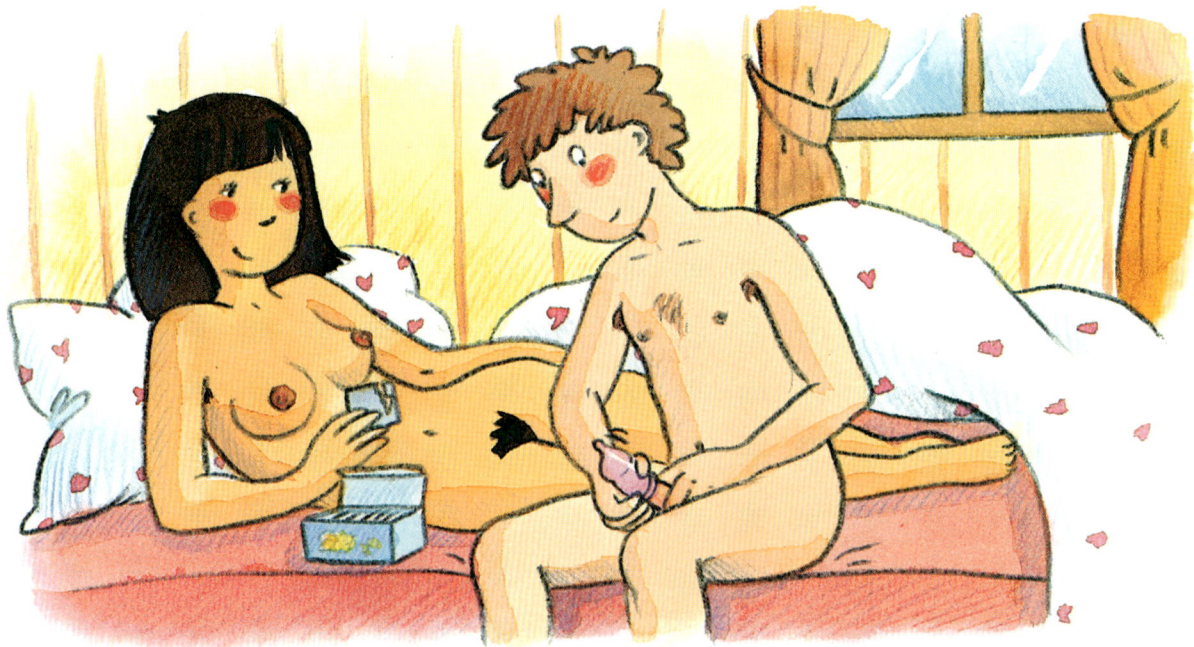

Comment sait-on si on est séropositif ?

Depuis 1983, on dispose d'une réaction simple – le sérodiagnostic HIV – du nom du virus du sida, qui permet de savoir si on a été en contact avec le virus, et ceci bien avant qu'apparaissent les signes de la maladie.

Si oui, c'est ce qu'on appelle être séropositif.

Ceci est très important puisque l'on dispose depuis peu de médicaments capables d'empêcher ou de retarder le développement de la maladie.

L'épidémie du sida, qui s'est développée depuis 1980, commence à régresser lentement dans les pays riches grâce aux progrès du dépistage, de la prévention et du traitement.

La production de nouveaux virus par une cellule infectée

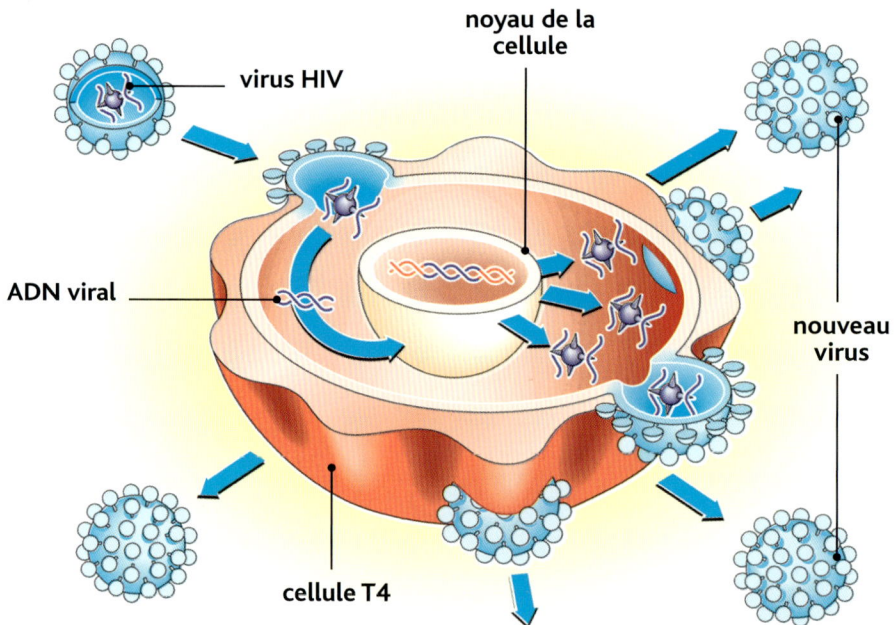

virus HIV

noyau de la cellule

ADN viral

nouveau virus

cellule T4

Suite à l'infection d'une cellule par le VIH, de nouveaux virus, appelés virions, sont libérés par bourgeonnement à la surface de la cellule. La compréhension fine des différentes étapes menant à cette multiplication, depuis l'entrée du virus jusqu'au bourgeonnement, est déterminante pour la conception de nouveaux traitements.

Que faire si on est séropositif ?

La tendance actuelle est de traiter, bien avant que la maladie ne se déclare, par bi ou trithérapie.

Ces thérapies associent des médicaments qui s'attaquent au virus par des mécanismes différents.

C'est aussi en traitant la femme enceinte séropositive pendant sa grossesse, et le nouveau-né dès sa naissance, qu'on a pu faire tomber la contamination mère-enfant de 30 % à 5 %. Le bébé traité n'est bien sûr pas contagieux.

Aujourd'hui, on peut avoir un diagnostic précoce du sida. Consultez rapidement.
Centres d'information et de dépistage anonyme et gratuit. Tél : 0 800 840 800 sida info service 24ʰ/24

MAIRIE DE PARIS *Santé*

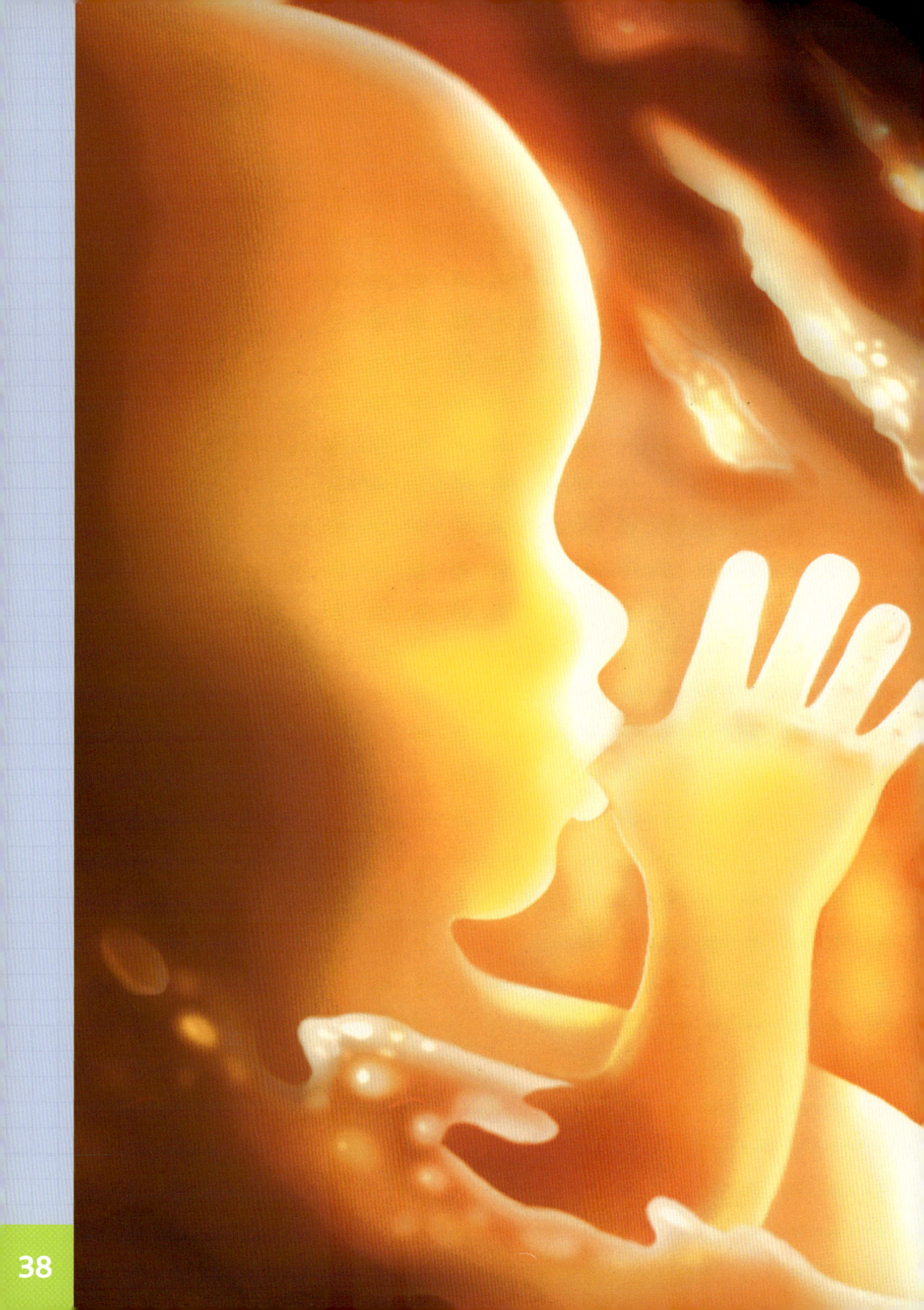

La formation
du bébé

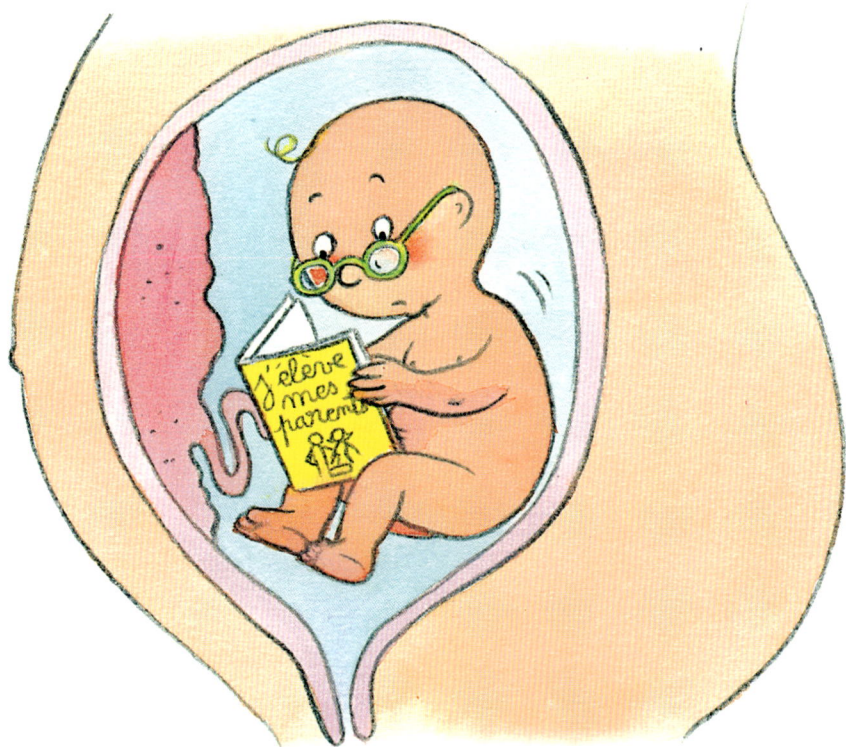

De l'œuf à l'embryon

? **Comment un spermatozoïde et un ovocyte peuvent-ils se transformer en bébé ?**

Le papa et la maman ont donné chacun vingt-trois chromosomes, et chacun de ces bâtonnets contient un minuscule morceau de l'homme et de la femme. C'est la combinaison de ces chromosomes qui déterminera les caractéristiques du bébé.

Les cellules qui vont former l'œuf se multiplient. Une première cellule se divise en deux. Ces deux cellules se divisent encore : en voilà quatre. Et ainsi de suite… Cela va très vite et, bientôt, l'œuf est gros comme une tête d'épingle. Il roule dans la trompe et parvient en quelques jours dans l'utérus où il va rester de longs mois et se développer.

Puis, certaines cellules se groupent pour former la tête, d'autres les jambes et les bras, d'autres encore les différents organes.

Au bout de trois mois, le bébé ressemble à une belle esquisse. Il a déjà une forme de bébé, et un sexe déterminé.

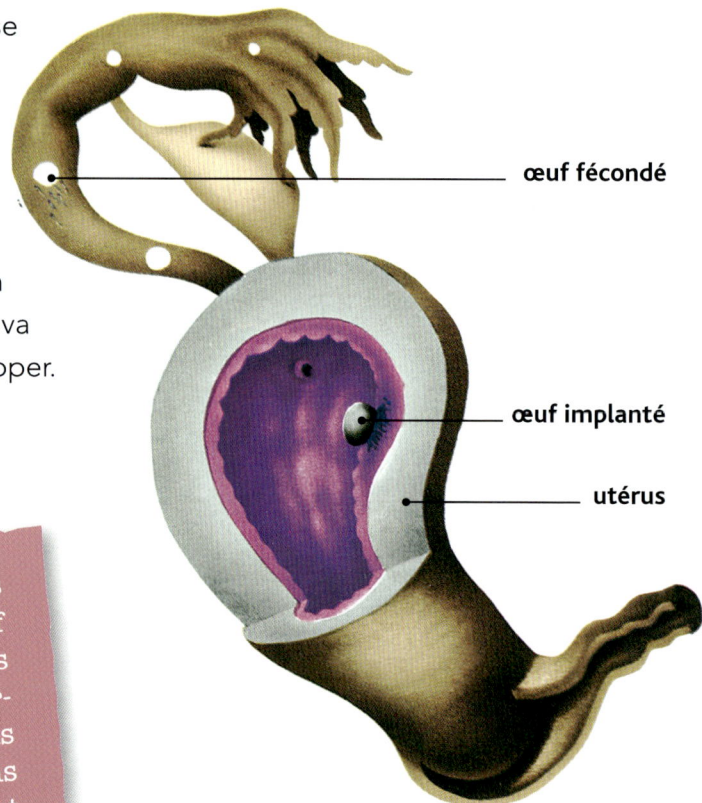

œuf fécondé

œuf implanté

utérus

Quatre jours après la fécondation, l'œuf entre dans l'utérus où il flotte en liberté. Trois jours plus tard, il se fixe dans la paroi utérine et s'y développe pendant neuf mois.

La rubéole est-elle dangereuse pour la maman enceinte ?

La rubéole est un virus qui peut s'attaquer au fœtus si la maman l'attrape au début de sa grossesse. Le bébé risque alors de naître aveugle ou sourd. En effet, ce virus s'attaque particulièrement aux cellules qui forment les yeux et les oreilles. Heureusement, lorsqu'on a eu la rubéole, ou une autre maladie contagieuse, avant d'être enceinte, on en est protégée pour toute sa vie. Si on n'a jamais eu la rubéole, il suffit de se faire vacciner. Enfin, pour savoir si l'on est protégée, on peut faire un test avant le début de la grossesse. Les enfants, eux, sont systématiquement vaccinés dès leurs premières années.

Ce sera une fille ou un garçon ?

Grâce à l'échographie, il est possible de connaître le sexe de son futur enfant dès les premiers mois de la grossesse. Mais il arrive aussi que certaines femmes ou couples ne désirent pas connaître à l'avance le sexe de leur enfant, préférant garder la surprise pour la naissance.

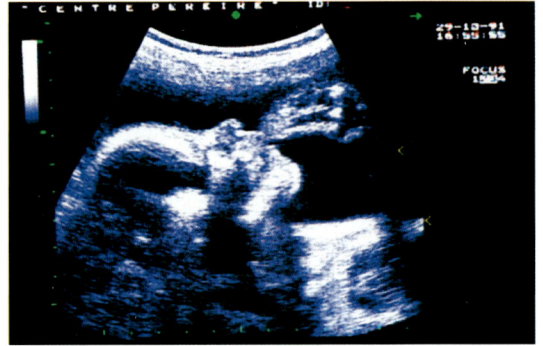

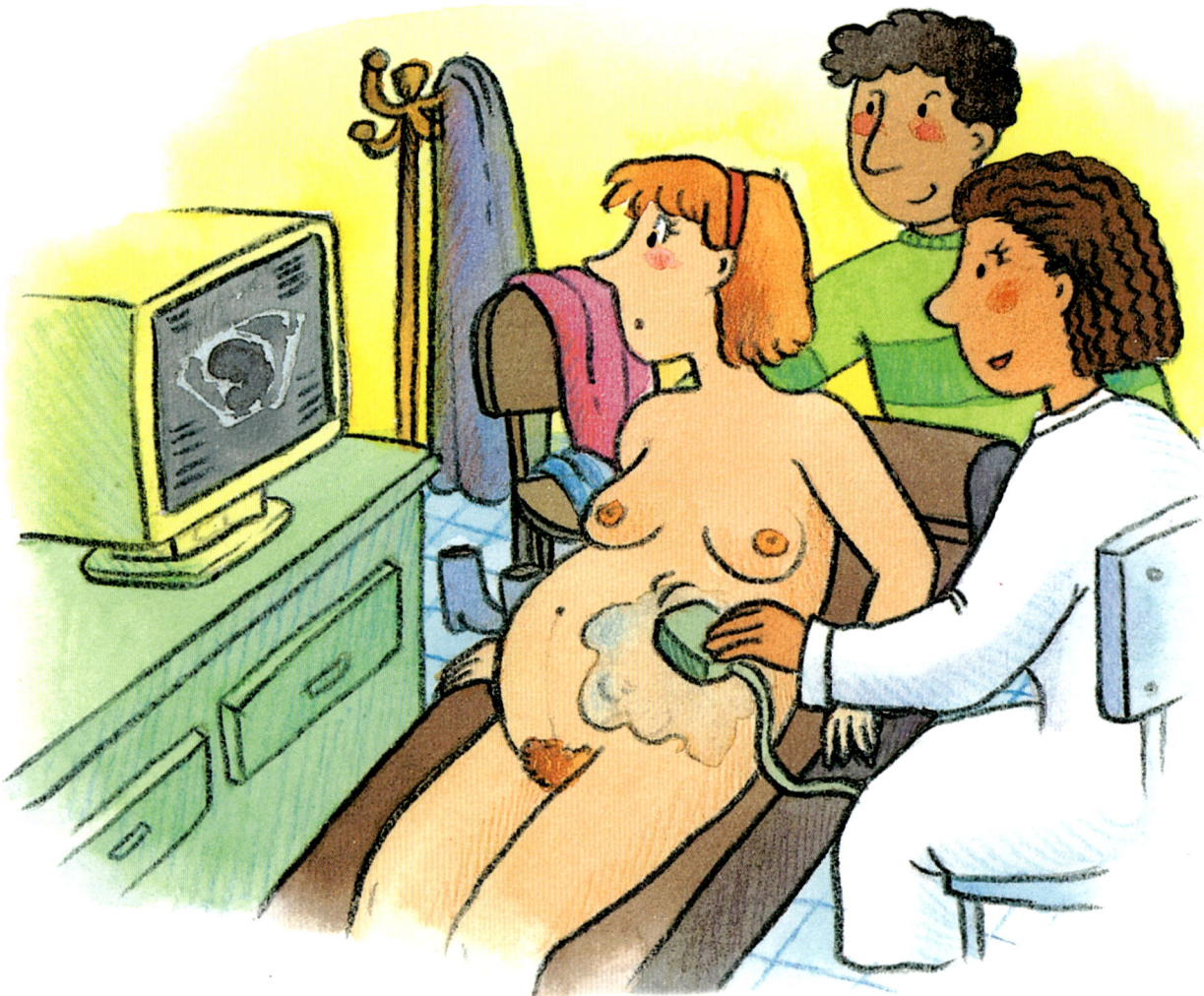

Comment avoir des enfants lorsqu'on est stérile ?

Certains couples désirent un enfant mais ne peuvent pas en avoir : le fonctionnement des cellules sexuelles est subtil et capricieux… Il se peut que la femme ne produise pas d'ovocytes, ou bien l'homme de spermatozoïdes. Il arrive aussi qu'ovocyte et spermatozoïdes se heurtent à un obstacle, soit dans les canaux déférents, soit parce que les trompes sont bouchées. Pour l'instant, les médecins se contentent de rectifier le canal ou la trompe par une opération très délicate. On peut aussi contourner l'obstacle par la technique du bébé-éprouvette : on prélève, chez la femme dont les trompes sont obstruées, un ovocyte qui est fécondé *in vitro*, à l'extérieur de son corps, avec un spermatozoïde prélevé chez le père. Deux jours plus tard, quand l'œuf est au stade de quelques cellules, on le transfère dans l'utérus de la mère et la grossesse se poursuit naturellement.

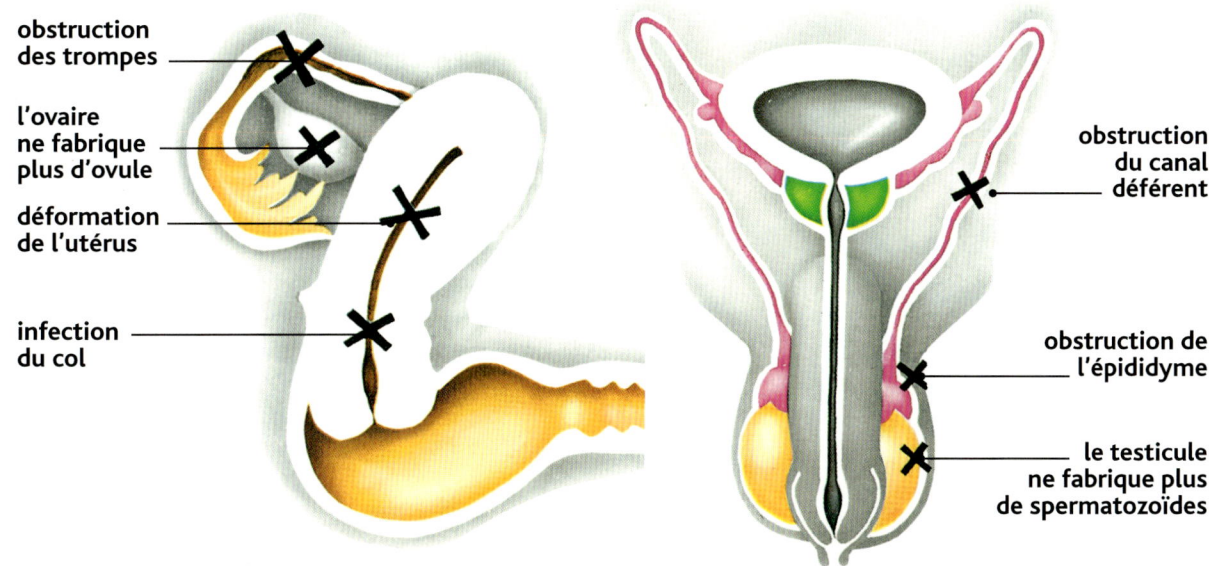

obstruction des trompes

l'ovaire ne fabrique plus d'ovule

déformation de l'utérus

infection du col

obstruction du canal déférent

obstruction de l'épididyme

le testicule ne fabrique plus de spermatozoïdes

La stérilité de la femme (à gauche) provient soit de l'ovaire, soit d'un obstacle sur le chemin de rencontre du spermatozoïde et de l'ovocyte. Il peut s'agir d'une obstruction des trompes, d'une déformation de l'utérus ou encore d'une infection du col dont les sécrétions s'opposent à l'ascension des spermatozoïdes. La stérilité chez l'homme (à droite) peut venir d'une malformation du canal déférent ou de l'épididyme.

Dans le ventre de la mère

? Comment l'œuf se fixe-t-il dans l'utérus ?

Il n'y a pas un endroit spécial. Mais l'œuf a, comme la Terre, un pôle Nord et un pôle Sud ; chaque pôle est fait de cellules différentes…

Une fois l'œuf accroché à l'utérus, il grossit et a des espèces de racines qui s'enfoncent dans la paroi. Ce sont les cellules du pôle Sud qui puisent dans les vaisseaux sanguins de l'utérus tout ce dont les autres cellules (celles du pôle Nord) ont besoin pour se multiplier et former le corps du fœtus. Puis, les cellules du pôle Sud deviendront le placenta, une petite machine qui assure sa nutrition.

Implantation ou nidation de l'œuf dans l'utérus.
Les cellules du pôle Sud (représentées en bleu foncé sur le dessin) puisent dans le muscle utérin les éléments nécessaires à la croissance de l'œuf.

1 • l'œuf pénètre dans l'utérus

2 • l'œuf se développe

cavité

3 • début de l'implantation de l'œuf

4 • futur embryon

futur placenta

À quoi sert le placenta ?

Le bébé respire et se nourrit, mais d'une façon très particulière. Dès le début de la grossesse, le placenta se met en marche.

Le placenta est une masse de chair qui se développe contre la paroi de l'utérus, et se termine par un cordon : le cordon ombilical. Il relie l'utérus au bébé, en plein milieu du ventre… Une fois coupé, il nous reste une cicatrice : le nombril.

À chaque battement, le cœur envoie dans tout le corps un flux de sang qui contient de l'oxygène et des substances nutritives. Le sang de la mère arrive dans les muscles de l'utérus. Le placenta absorbe alors oxygène et aliments, qu'il transmet au bébé par l'intermédiaire du cordon ombilical. C'est une sorte de garde-manger !

C'est aussi un filtre très intelligent et bien réglé, qui ne laisse passer que ce dont le bébé a besoin…

Le fœtus rejette des déchets par l'intermédiaire du placenta, qui les transporte dans le sang de la mère, laquelle les rejette à son tour.

Ce dessin montre comment se fait la circulation du sang entre la mère et son bébé. À droite, les vaisseaux sanguins maternels de l'utérus se divisent en fins vaisseaux qui débouchent dans des «chambres» (cernées de blanc) où aboutissent également les tentacules chevelus (villosités) contenant les vaisseaux sanguins du bébé. Les uns et les autres se réunissent dans le cordon qui rejoint le nombril de l'enfant.

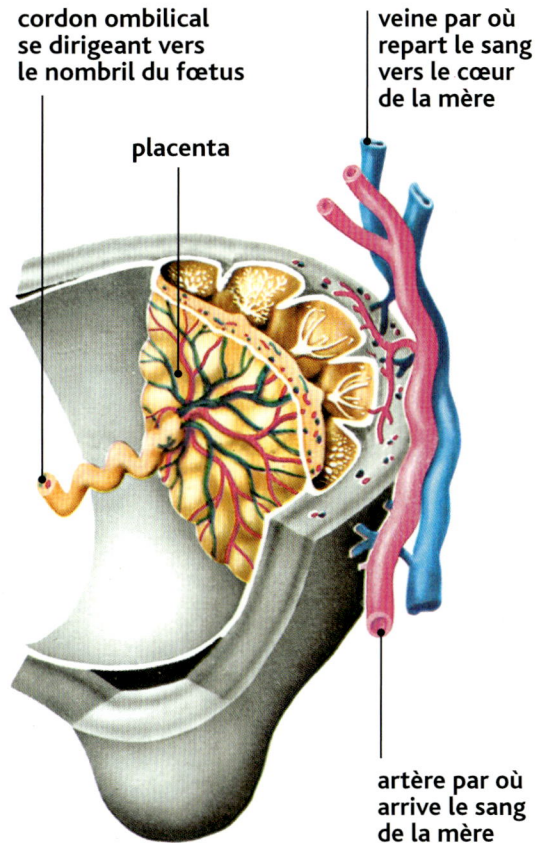

cordon ombilical se dirigeant vers le nombril du fœtus

veine par où repart le sang vers le cœur de la mère

placenta

artère par où arrive le sang de la mère

À quoi sert le liquide amniotique ?

Le fœtus – c'est le nom exact du bébé en train de se former – est pelotonné la tête en bas, attaché au placenta par son cordon ombilical…

Il baigne dans le liquide amniotique et ressent à peine, grâce à ce dernier, les secousses provoquées par les déplacements de sa maman. D'ailleurs, le médecin peut, lorsque c'est nécessaire, piquer au travers du ventre de la mère et enlever un peu de liquide pour savoir si le fœtus est bien constitué : cela s'appelle une amniocentèse.

D'autre part, pendant les neuf mois de la grossesse, on peut s'assurer que le fœtus grossit, qu'il se porte bien, qu'il se développe normalement au moyen d'une sorte de radar qu'on appelle l'échographie. En promenant une sonde sur le ventre de la maman, on voit l'image du fœtus sur l'écran, et quelques mois plus tard, on peut en déterminer le sexe.

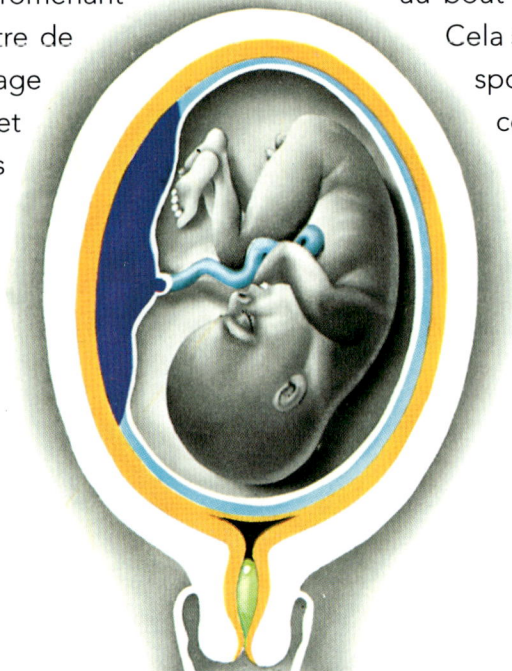

C'est quoi un avortement ?

Si une femme décide de ne pas avoir son bébé, elle peut interrompre sa grossesse à son début. C'est l'interruption volontaire de grossesse (I.V.G.) qui est autorisée en France jusqu'à douze semaines. Depuis qu'elle est légale, les graves complications de l'avortement provoqué ont disparu. Si la femme tombe gravement malade pendant sa grossesse, et que l'enfant risque d'en souffrir, son médecin la fera avorter.

C'est quoi une fausse couche ?

Parfois, l'œuf s'arrête de se développer au bout de quelques semaines. Cela s'appelle un avortement spontané, ou une fausse couche.

Le fœtus

Est-ce que les cellules du fœtus continuent à se multiplier ?

La production de cellules se ralentit un peu lorsque l'enfant est sur le point de naître. Mais par la suite, les cellules de notre corps se multiplient sans cesse. Celles qui vieillissent sont remplacées par des neuves.

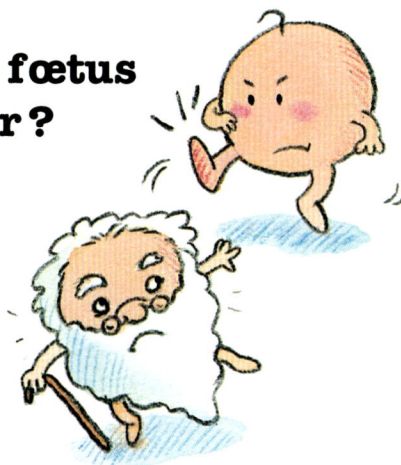

Comment les cellules du bébé se transforment-elles en organes ?

C'est une question à laquelle même les savants ne peuvent encore répondre… Ils continuent leurs recherches, font des expériences, en particulier sur des souris, pour voir exactement ce qui se passe et l'expliquer. Les cellules ne se trompent quasiment jamais. Elles ne mélangent pas les bras et les jambes ! Il peut y avoir des bébés « ratés », mais c'est un accident exceptionnel.

Est-ce qu'à six mois, le bébé est presque fini ?

Absolument, mais il est beaucoup trop fragile pour vivre hors de l'utérus. Ses organes se sont formés assez vite, mais ils ne peuvent pas fonctionner tout seuls.
Le fœtus serait également incapable de supporter les changements de température.

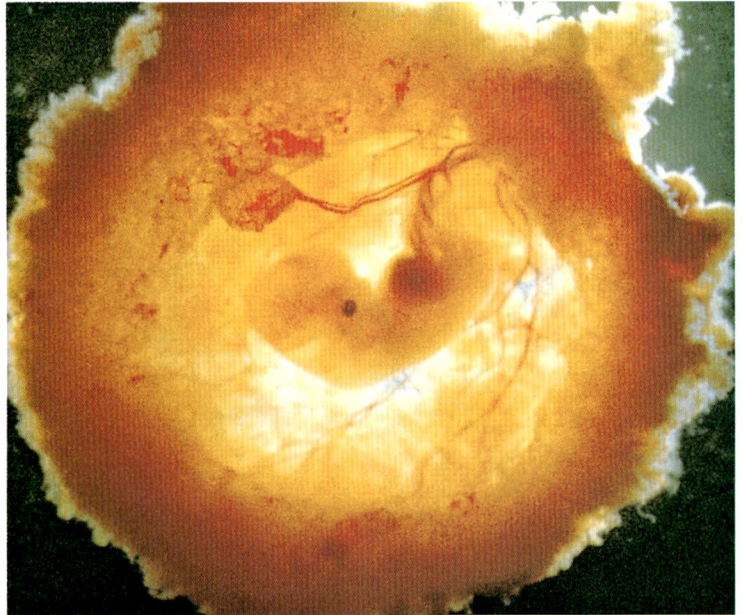

Développement de l'embryon.

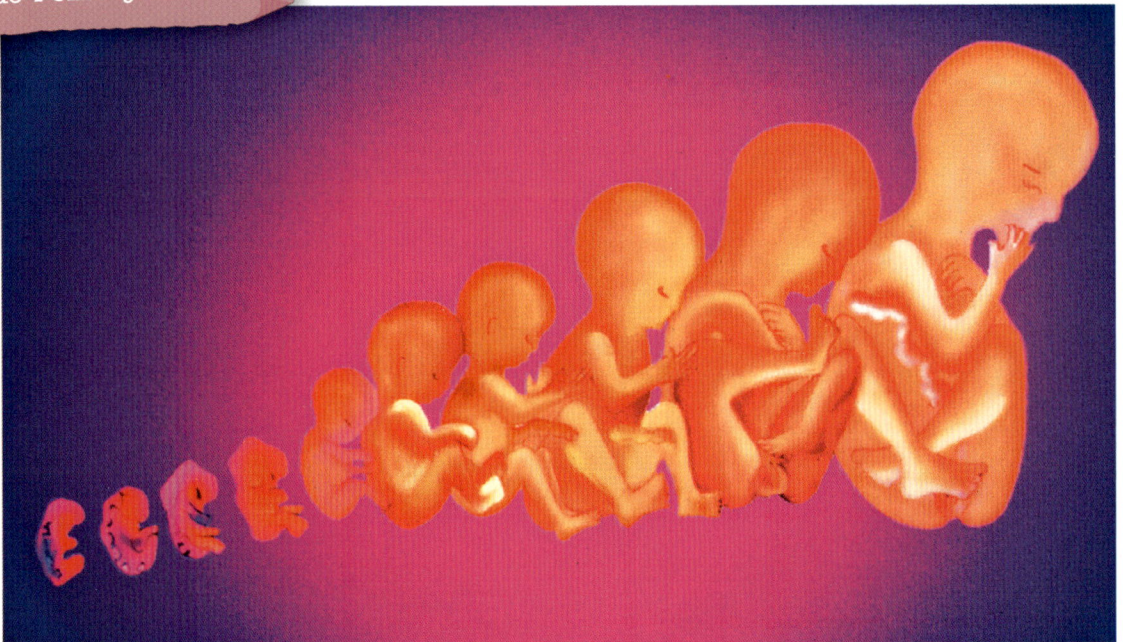

Il a bougé ?

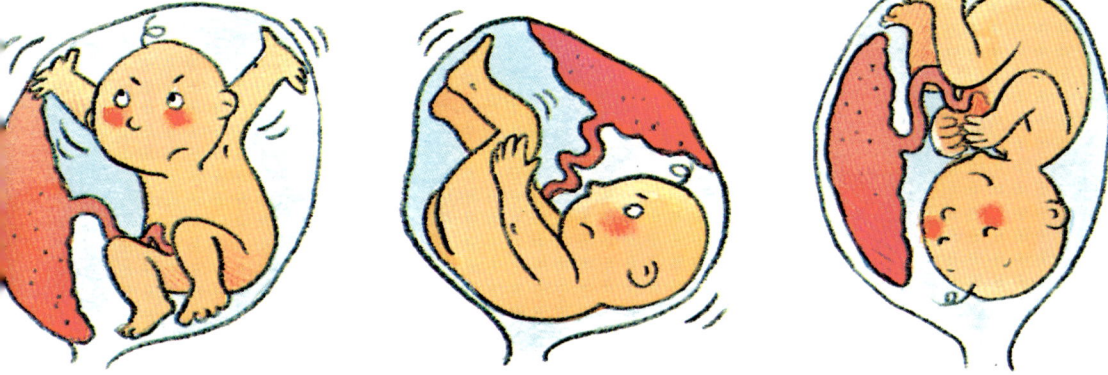

Au tout début de la grossesse, la maman ne peut pas s'apercevoir que le bébé bouge.

Mais à partir du quatrième mois, ses mouvements deviennent sensibles.

Au septième mois, il manque un peu d'espace et se choisit une position dont il ne changera guère jusqu'à la naissance. La meilleure position est la tête en bas.

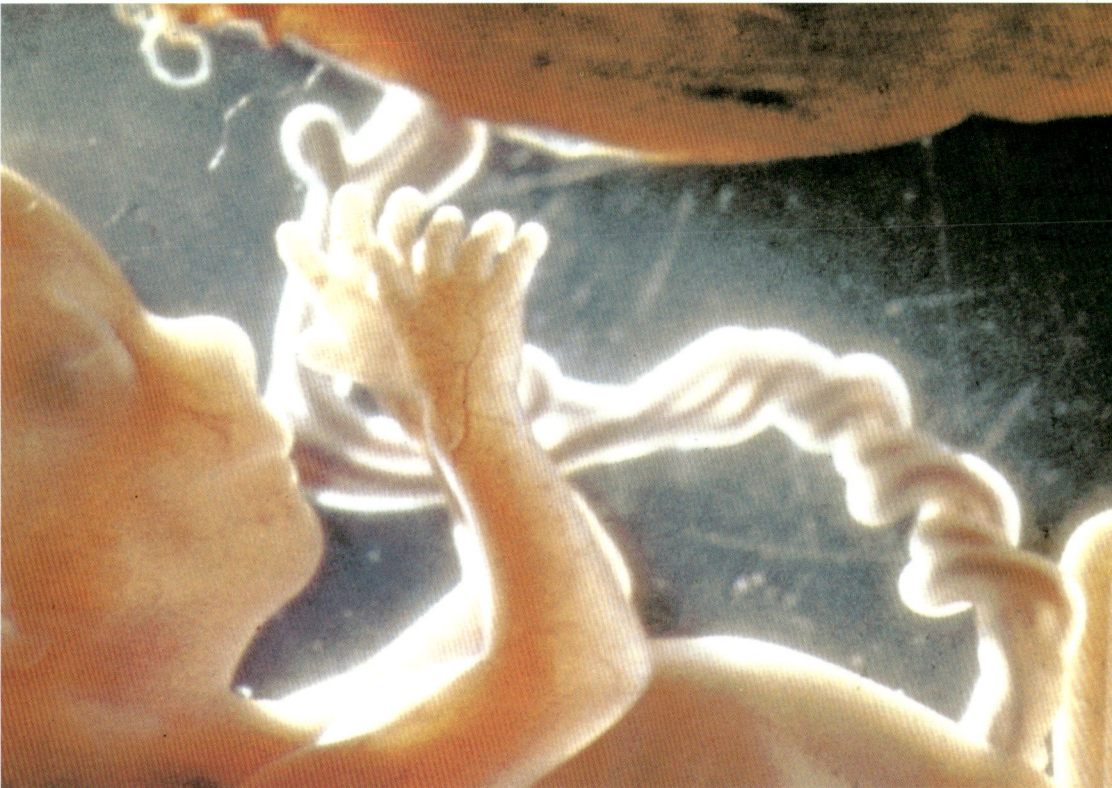

Pourquoi y a-t-il des jumeaux ?

Il y a deux sortes de jumeaux : les vrais et les faux.

Si l'œuf, aussitôt formé, se divise en deux, deux fœtus se développent. Et comme ils sont faits de la même manière, avec les mêmes chromosomes, les bébés sont identiques : même sexe, même physique, et souvent même caractère. Ce sont de vrais jumeaux.

Les faux jumeaux, eux, naissent ensemble parce que, par hasard, il s'est trouvé deux ovocytes en même temps dans une trompe de l'utérus. Chaque ovocyte a rencontré un spermatozoïde. Il y a donc deux œufs aussi différents que s'ils s'étaient formés à deux ans d'intervalle. Cela explique qu'ils ne se ressemblent pas, et qu'ils peuvent être de sexes différents. Dans ce cas, il y a deux placentas, et chaque fœtus est accroché par son cordon à son placenta.

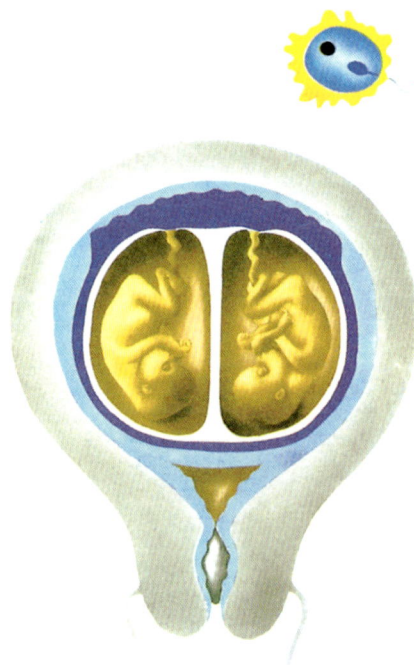

Les vrais jumeaux, eux, sont reliés à un même placenta.

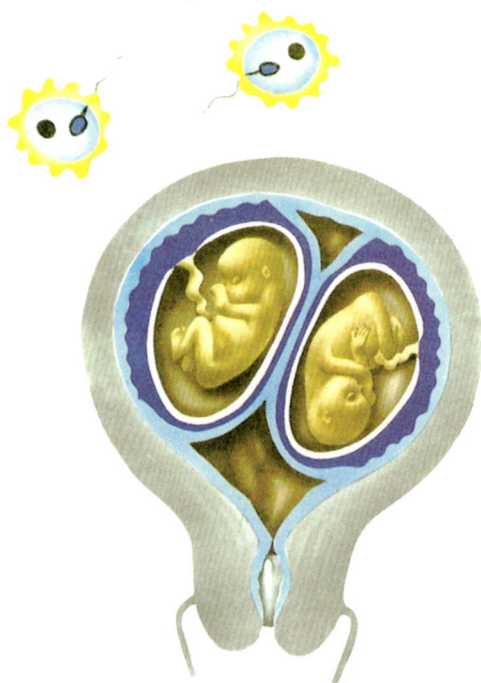

- Faux
- jumeaux.

- Vrais
- jumeaux.

La naissance

**La naissance d'un bébé,
c'est une chose simple ou difficile ?**

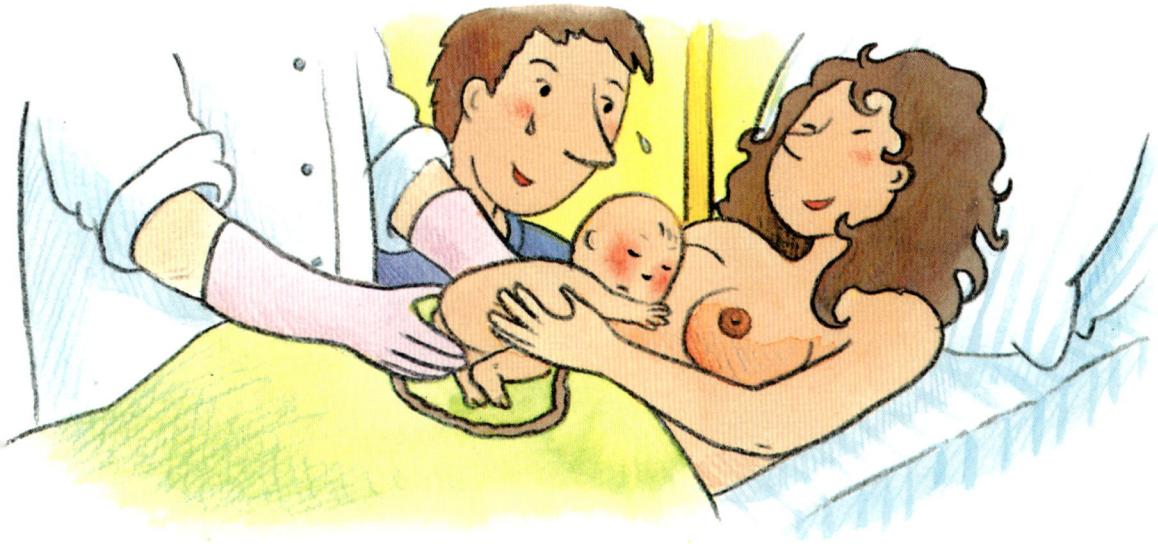

Pendant des siècles et jusqu'à la dernière guerre, les accouchements se faisaient dans la douleur. Aujourd'hui, les médecins et les sages-femmes apprennent aux futures mamans les exercices qui préparent à l'accouchement sans douleur : respiration maîtrisée, contrôle de la nervosité, prise de conscience de l'effort à accomplir, etc. Si la maman le désire, le docteur fait une piqûre anesthésique dans le dos, une péridurale, qui enlève la douleur. Si le bébé est assis – on dit qu'il se présente par le siège, l'accouchement est moins facile. Mais en général, un accouchement est un acte naturel. Il ne faut pas avoir peur.

Neuf mois après la formation de l'œuf, c'est-à-dire 270 à 280 jours, c'est l'accouchement. D'abord, la poche d'eau s'ouvre et l'eau s'écoule par le vagin.
Puis le col de l'utérus s'élargit progressivement. L'utérus est très musclé et se contracte lui-même. La maman accélère alors le mouvement et pousse le bébé hors de son ventre. Bébé passe sa tête. Il quitte l'utérus et s'avance dans le vagin. L'utérus est extraordinairement élastique puisqu'il peut se dilater pour accueillir un bébé d'environ 3 kilos !

❓ C'est très long un accouchement ?

Plusieurs heures ! Dès que la maman ressent les premières contractions de l'utérus, elle part à la clinique ou à l'hôpital. La sage-femme l'examine pour voir si le col de l'utérus est dilaté, c'est-à-dire s'il s'élargit, et si la tête du bébé commence à descendre. Elle conseille la mère sur sa respiration et vérifie que les mouvements qu'elle doit faire sont bien faits…

Les contractions deviennent alors de plus en plus fortes, de plus en plus rapprochées. La tête du bébé descend en tournant pour élargir le vagin. Lorsqu'elle est tout près de l'ouverture, la sage-femme, ou le médecin, attrape tout doucement la tête pour l'aider à sortir.

Si ce n'est pas la tête mais ses fesses qui se présentent, c'est un peu plus long et un peu plus difficile pour la maman. Parce que les fesses du bébé sont plus molles que sa tête, elles poussent moins fort sur le col de l'utérus pour l'ouvrir et l'élargir. Mais le bébé finit toujours par sortir ! Si la tête se présente en premier, le reste du corps sort plus rapidement. La sage-femme tire doucement un bras, puis l'autre, et le bébé sort tout entier. Puis la sage-femme, et de plus en plus souvent le papa, coupe le cordon ombilical qui relie l'enfant au corps de sa mère. Ça ne fait de mal ni à la mère, ni à l'enfant. Le bébé gardera seulement une cicatrice : le nombril.

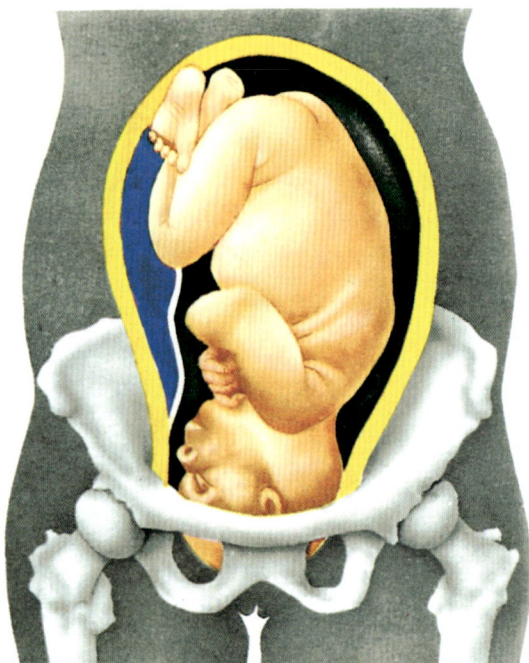

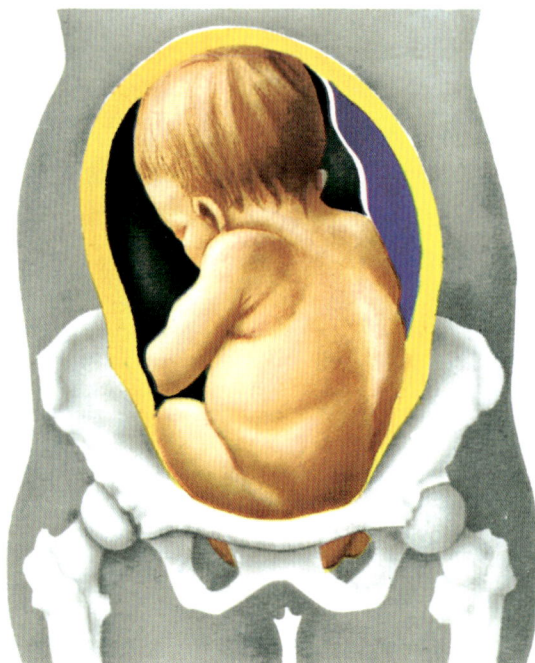

Comment les jumeaux font-ils pour sortir ?

Ils naissent l'un après l'autre, tout à fait normalement. Ils ne se présentent jamais ensemble. Ils sont plus petits à la naissance, mais pas aussi petits que les prématurés, c'est-à-dire les bébés qui naissent trop tôt, après seulement sept mois de grossesse. Les prématurés sont placés dans une couveuse.

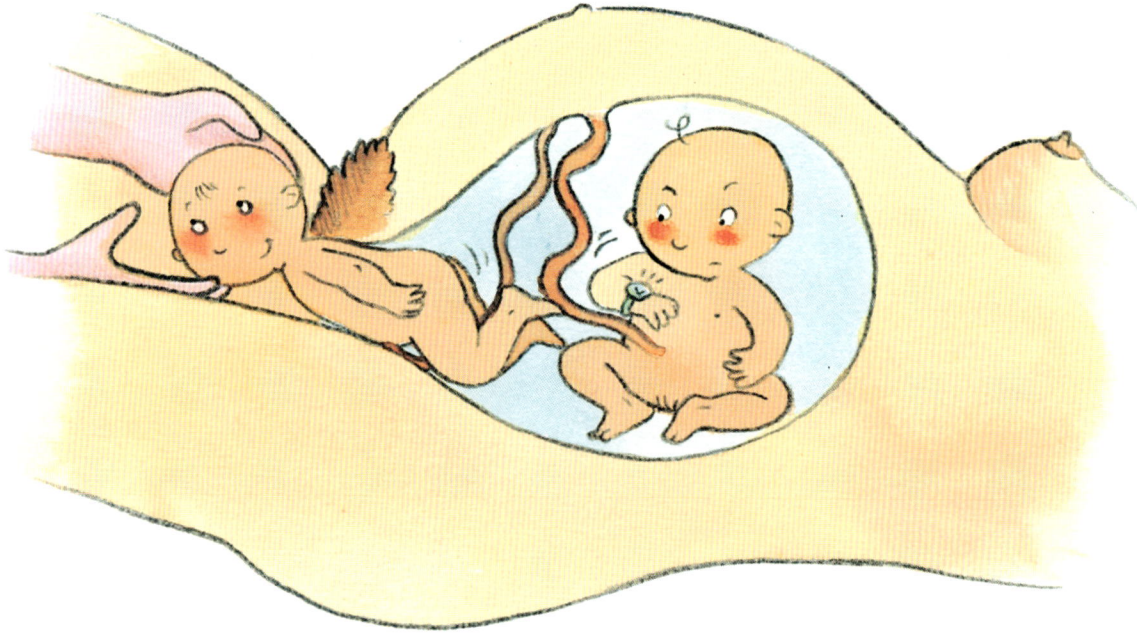

C'est quoi une césarienne ?

La césarienne est une opération nécessaire lorsque l'enfant ne peut passer par le vagin, soit parce que le col de l'utérus ne s'élargit pas suffisamment, soit parce que le bébé est trop gros, soit encore parce que le bassin de la maman est trop étroit. Le médecin accoucheur pratique alors une ouverture sur le ventre de la mère, et le bébé sort par là. La maman ne sent rien car, pendant l'opération, ou bien elle est endormie, et à son réveil, elle découvre son enfant qui dort dans un berceau ; ou bien on lui fait une anesthésie du bas du corps, appelée anesthésie péridurale, qui lui permet de rester consciente et d'assister à la naissance.

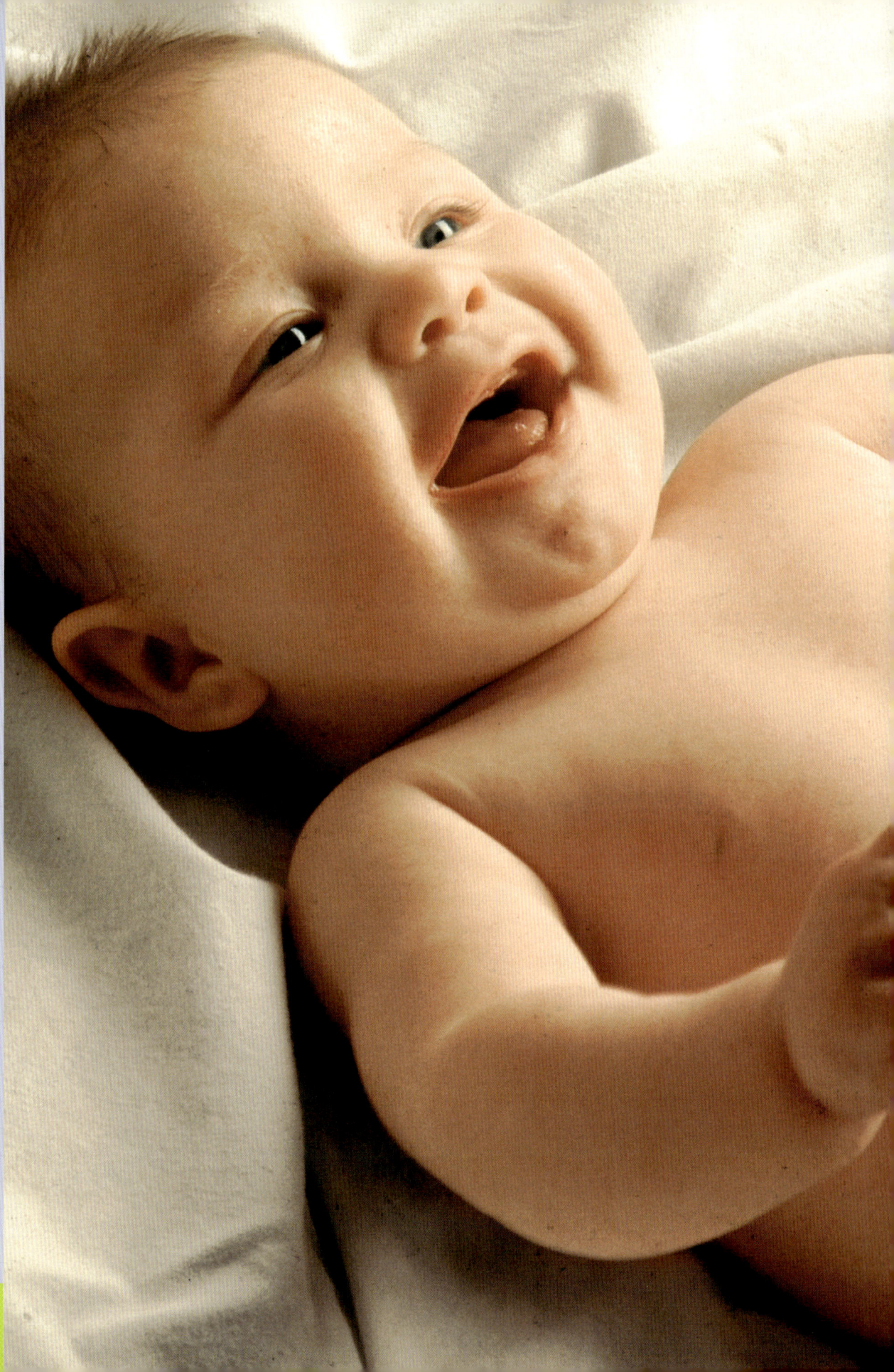

La vie de bébé

Juste après la naissance

? C'est quoi une couveuse ?

C'est une sorte d'espace clos, vitré. Le bébé y vit à peu près comme dans l'utérus, ses organes ne pouvant pas encore fonctionner seuls. Il reçoit de l'oxygène, est nourri par perfusion ou artificiellement, et vit dans une température ambiante. Quand il est assez fort, on le rend à sa maman.

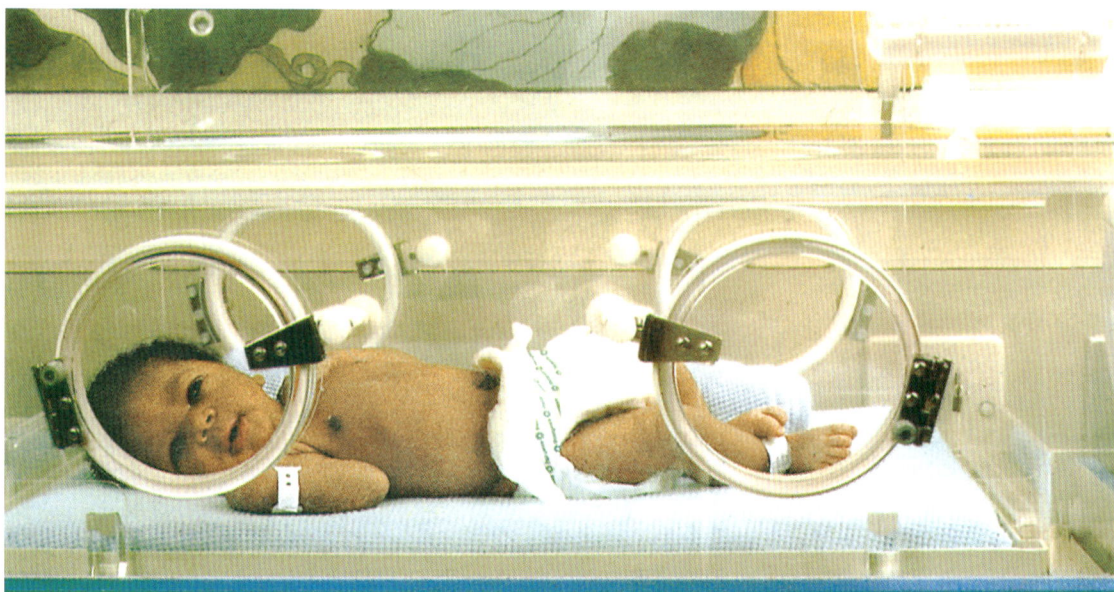

? Pourquoi le bébé crie dès qu'il naît ? Est-ce qu'il a mal ?

Il crie parce qu'il est obligé tout à coup de respirer notre air…

Dans l'utérus, il aspirait l'oxygène et expirait le gaz carbonique par l'intermédiaire du placenta et du cordon ombilical. Une fois ce dernier coupé, le bébé se trouve à court d'oxygène et risque de s'asphyxier. Alors il fait comme nous quand nous avons le nez bouché : il ouvre grand la bouche ! Il rejette le gaz carbonique en criant, et aussitôt après, il respire sa première bouffée d'oxygène « de notre monde ».

La respiration s'est mise en route…

Quels sont les premiers soins ?

L'utérus s'est rétracté. Quelques minutes après la naissance de l'enfant, la sage-femme tire légèrement sur le cordon et le placenta s'évacue très vite. C'est la dernière phase de l'accouchement, appelée la « délivrance », parce que la mère est délivrée.

L'accouchement est terminé. L'enfant est tout maculé. On le nettoie très soigneusement, on enlève toutes les mucosités de son nez et de sa gorge afin qu'il respire librement. On le couvre pour qu'il n'ait pas froid. Une fois habillé et couché dans son berceau, il ressemble déjà beaucoup plus à un petit d'homme !

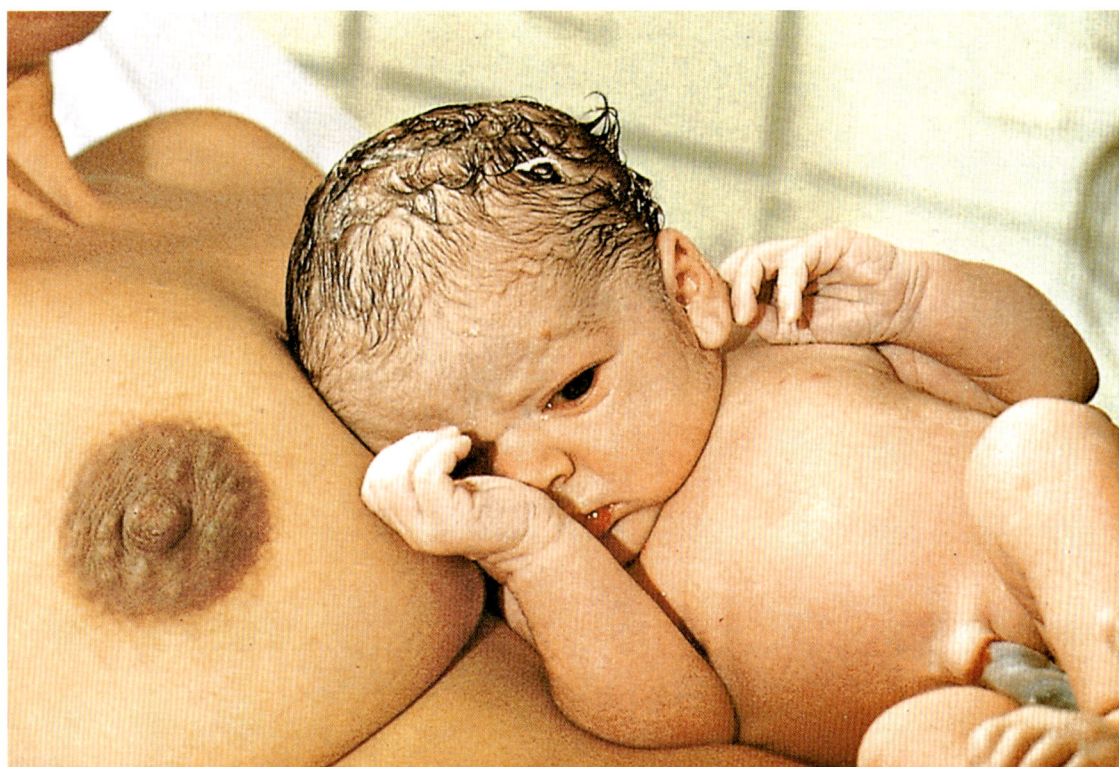

? Quelles sont les premières impressions du bébé ?

Sans y être préparé, la naissance doit être la plus grande surprise et la plus grande aventure que l'on puisse vivre… Mais la maman est là pour réchauffer, nourrir et rassurer le nouveau-né…
La première semaine de sa vie, le bébé ne voit pas grand-chose, seulement les changements de lumière, une lampe par exemple qu'on allume dans le noir. Puis l'enfant distinguera ce qui est tout près de lui. Il reconnaîtra sa mère et son père. On s'apercevra alors qu'il est capable de suivre les mouvements des yeux.

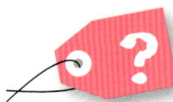

? Au sein ou au biberon ?

Toutes les femmes ne peuvent pas allaiter. Certaines n'ont pas assez de lait. D'autres travaillent et leurs horaires ne leur permettent pas d'assurer régulièrement les tétées. Quelques-unes encore ne le souhaitent pas.
Le nouveau-né est alors nourri au biberon, avec du lait en poudre.

Les premières années

? ## Quels sont les premiers plaisirs de bébé ?

Il explore surtout avec sa bouche. Téter le sein de sa maman, ou le biberon, procure à l'enfant son premier grand plaisir. Non seulement il éprouve la satisfaction d'apaiser sa faim, mais il a aussi un sentiment de sécurité et de plaisir plus subtil. C'est pour retrouver cette sensation que les enfants sucent leur pouce ou portent tout à la bouche. Les tout petits enfants doivent s'alimenter, digérer, puis aller sur le pot ! Si leur corps fonctionne bien, ils y prennent aussi un grand plaisir ! Ils aiment leur corps, et aiment aussi toucher leurs organes génitaux. L'anus devient une partie de leur individu très importante et agréable.

Bébé, quand il veut quelque chose, sait l'exiger avec force. Quand la tétée se fait attendre, il pousse des cris de colère… Il n'ignore pas que ses gros sanglots peuvent attirer l'attention de sa mère, car sa survie est à ce prix. Quand l'enfant a bien crié, il s'endort. Et très souvent, il sourit dans son sommeil. Il imagine des plaisirs… Par exemple qu'il est sur le pot, et il fait pipi au lit ! Tous les enfants font ce rêve, qui marque aussi le premier refus d'obéir à leur mère.

Tous ces plaisirs : sucer son pouce, jouer avec ses organes sexuels, les caresser, etc., sont un moyen pour lui de faire connaissance avec son corps, et même de supporter une certaine solitude.

C'est un besoin vital de se toucher et de toucher l'autre…

Qui est jaloux ?

Nous avons tous besoin d'affection et de tendresse. Un bébé est capable très tôt d'émotion. Il s'attache à sa mère parce qu'elle le nourrit, bien sûr, mais aussi parce qu'elle « vit » avec lui, le caresse, lui parle, surtout dans les premiers mois de sa vie. Elle le rassure quand il a peur, elle rit avec lui, elle l'encourage dans tous ses efforts. Et quand elle le regarde sévèrement, le bébé est fâché et malheureux. Il éprouve des sentiments d'autant plus violents qu'ils sont inexprimés, puisqu'il ne sait pas parler. Il peut aimer et détester en même temps, et c'est tout naturel. L'enfant ressent aussi la peur et la honte. Si sa mère s'éloigne, il croit toujours que c'est pour le punir.

Les parents doivent faire attention de ne pas laisser croire à des préférences entre deux enfants. Sinon, un sentiment de jalousie peut naître entre eux : rien ne remplace l'affection des parents.

Il y a une époque de l'enfance, vers l'âge de trois ans, où la petite fille s'attache plus à son père, et le petit garçon à sa mère. L'enfant commence à percevoir la différence des sexes de ses parents, leur entente, leur intimité. Il n'aime pas dormir tout seul, alors qu'eux sont deux dans le même lit…

Le petit garçon, instinctivement, devient jaloux de son père. Il a l'impression qu'il lui vole sa maman ! La petite fille, elle, usera de coquetterie pour retenir son papa près d'elle, et du même coup, rivaliser avec sa mère.

À chacun sa sexualité

C'est quoi la masturbation ?

C'est un plaisir solitaire. Cela signifie qu'on peut découvrir le plaisir seul, avec son propre corps, en caressant soi-même ses organes sexuels, sans recourir à un partenaire. Tu as déjà dû entendre des copains dire qu'ils se branlaient, ce qui désigne la même chose. La masturbation n'est pas un vice ni un danger. Elle ne rend ni sourd, ni aveugle. Elle n'empêche pas d'avoir des enfants. Les garçons comme les filles la pratiquent et y prennent goût. Cependant, le plaisir est bien meilleur lorsqu'il est partagé.

C'est quoi l'homosexualité ?

L'homosexualité se détermine souvent à l'adolescence. Le jeune garçon, ou la jeune fille, se sent alors attiré par une personne du même sexe.

Mais cette attirance homosexuelle, encore mal acceptée dans certaines familles, s'affirme parfois plus tard, à l'âge adulte.

Contrairement aux idées reçues, l'homo-sexualité n'est pas une maladie. Les homosexuels, femmes et hommes, vivent en couple comme n'importe quel couple mixte (ou hétérosexuel), même si cela n'est pas toujours bien compris par certaines personnes.

Il y a des hommes qui n'ont jamais pu ou su partager leur plaisir ni trouver une partenaire qui les comprenne. Cela entraîne parfois des comportements inacceptables. Les exhibitionnistes, par exemple, sont des hommes qui montrent leur sexe en écartant furtivement, et un peu honteusement, leurs vêtements. En général, l'exhibitionniste ne tire son plaisir que de la réaction de surprise ou de crainte qu'il lit dans le regard de sa victime, souvent des jeunes filles. Lorsqu'il ne rencontre qu'indifférence ou qu'on lui dit qu'il est insensé ou malade, son geste ne lui procure plus aucun plaisir.

Mais il existe d'autres malades sexuels, pédophiles, très dangereux.

Ce sont des sadiques qui peuvent s'attaquer aux enfants et leur faire très mal. Certains d'entre eux se montrent gentils, offrent des cadeaux, des sucreries, des jouets pour mieux attirer l'enfant. Mais ils peuvent aussi devenir très violents.

Et, malheureusement, ces agresseurs ne sont pas toujours des inconnus, mais parfois des amis de la famille ou des voisins. Ces avances sexuelles peuvent être faites dans la maison même de l'enfant, par les parents : c'est ce que l'on appelle l'inceste, et c'est très grave.

Comment se défendre ?

Il faut toujours en parler à ses parents. Il ne faut jamais suivre un inconnu, même s'il est très gentil. S'il insiste et te poursuit, crie, appelle au secours. Adresse-toi à toutes les personnes qui, dans la rue, peuvent te venir en aide : les policiers, les commerçants, les adultes. Il faut que tu saches que, si tu as un problème, si on veut porter atteinte à ton corps, tu peux en parler aussitôt à la maîtresse à l'école, à la maison à papa et maman, et même dans la rue aux passants. D'ailleurs, ces hommes sont souvent très lâches, et prennent la fuite au premier appel.

Trop de gens ignorent tout du fonctionnement de leur corps, alors comment pourraient-ils être équilibrés ?

Tu sais, il faut apprendre à vivre en étant bien dans sa peau… La vie sexuelle ne doit pas être un secret effrayant ni un mystère.

Malheureusement, les parents restent parfois réticents par rapport aux interrogations de leurs enfants…

Nous espérons d'ailleurs que tout ce que nous venons de dire te permettra de t'accepter tel que tu es et de t'aimer. Bien sûr, tu vivras des situations difficiles, compliquées, où le cœur et le sexe joueront un grand rôle. Mais la connaissance de toi-même t'aidera à résoudre des problèmes imprévus…

ALLO ENFANCE MALTRAITÉE

119

APPEL GRATUIT 24H SUR 24

Il est toujours possible d'en parler à un adulte en qui tu as confiance

Une grand-mère, un maître, une assistante sociale, une voisine, un agent de police… il y a sûrement autour de toi quelqu'un de confiance à qui tu peux dire ce qui se passe

Sinon, n'hésite pas, appelle le

119

FONDATION POUR L'ENFANCE

17 rue Castagnary
75015 PARIS
Tél : 01 53 68 16 50
Fax : 01 53 68 16 59

À chacun sa sexualité

Index

Crédits photographiques :

Couverture : Sami Sarkis / Getty images.

B.S.I.P. : 32 (gauche), 38, 48 (bas). **Jean-François Bauret :** 12. **Cosmos/Steve Stickland :** 56.

Joël Crequat : 42. **Explorer :** 32 (droite), 54. **Fondation pour l'Enfance :** 63.

Graphico/Sciences Photo Library/Cosmos : 35. **Image Bank :** couverture.

Mairie de Paris : 37. **Parents/Scoop - Melet :** 57. **Petit Format/Taeke Henstra :** 58.

Petit Format/Guigoz : 48 (haut), 49. **G. Tordjman :** 22. **Wag :** 36.

Adresses

Informations enfance maltraitée

Allo, enfance maltraitée
N° vert : 119
www.allo119.gouv.fr

Antenne de défense des mineurs du barreau de Paris
25, rue du Jour
75 001 Paris
Tél. : 01 42 36 34 87
E-mail : antennedesmineurs@avocatparis.org

Centre français de protection de l'enfance (CFPE)
23, place Victor-Hugo
94 270 Le Kremlin-Bicêtre
Tél. : 01 43 90 63 00
www.cfpe.asso.fr
E-mail : siege@cfpe.asso.fr

Enfance et partage
2-4, Cité Ameublement
75 011 Paris
N° vert : 0 800 051 234
www.enfance-et-partage.org

Fil Santé Jeune
N° vert : 0 800 235 236
www.filsantejeunes.com

Fondation pour l'enfance
17, rue Castagnary
75 015 Paris
Tél. : 01 53 68 16 50
www.fondation-enfance.org
E-mail : info@fondation-enfance.org

Informations sida

AIDES
N° national : 0 820 160 120
www.aides.org

ARCAT Sida
94-102, rue de Buzenval
75 020 Paris
Tél. : 01 44 93 29 29
www.arcat-sante.org

Centre régional d'information et de prévention du sida (CRIPS)
CRIPS Île-de-France
Tour Maine-Montparnasse 4e étage
33, avenue du Maine
BP 53
75 755 Paris Cedex 15
Tél. : 01 56 80 33 33
www.lecrips.net

Sida Info Service
N° vert : 0 800 840 800
www.sida-info-service.org

Sol en Si
Coordination nationale
9 bis, rue Léon-Giraud
75 019 Paris
Tél. : 01 44 52 78 78
www.solensi.asso.fr
E-mail : solidarite-enfants-sida@wanadoo.fr

PAPIER À BASE DE
FIBRES CERTIFIÉES

Deux Coqs d'Or s'engage pour
l'environnement en réduisant
l'empreinte carbone de ses livres.
Celle de cet exemplaire est de :
800 g éq. CO$_2$
Rendez-vous sur
www.deux-coqs-dor-durable.fr

Dépôt légal : janvier 2014 – Édition 02
Loi n° 49-956 du 16 juillet 1949 sur les publications destinées à la jeunesse.
Imprimé par Canale Bucarest en Roumanie. Achevé d'imprimer en septembre 2(